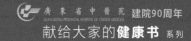

代代相传的经典独穴养生方法

方便、有效、自然的养生方法

独穴养生

一个穴位养身体，您值得拥有

Acupoint

独穴养生

激活身体的自愈力

主编｜徐振华　符文彬

人民卫生出版社
·北 京·

图书在版编目（CIP）数据

独穴养生：激活身体的自愈力 / 徐振华,符文彬主编 . —北京：人民卫生出版社，2023.10

ISBN 978-7-117-35062-4

Ⅰ．①独⋯　Ⅱ．①徐⋯　②符⋯　Ⅲ．①经络–养生（中医）　Ⅳ．①R224.1

中国国家版本馆 CIP 数据核字（2023）第 128821 号

人卫智网　**www.ipmph.com**	医学教育、学术、考试、健康，	
	购书智慧智能综合服务平台	
人卫官网　**www.pmph.com**	人卫官方资讯发布平台	

独穴养生：激活身体的自愈力

Duxue Yangsheng：Jihuo Shenti de Ziyu Li

主　　编：徐振华　符文彬
出版发行：人民卫生出版社（中继线 010-59780011）
地　　址：北京市朝阳区潘家园南里 19 号
邮　　编：100021
E - mail：pmph @ pmph.com
购书热线：010-59787592　010-59787584　010-65264830
印　　刷：三河市宏达印刷有限公司
经　　销：新华书店
开　　本：889×1194　1/32　印张：8.5
字　　数：191 千字
版　　次：2023 年 10 月第 1 版
印　　次：2023 年 10 月第 1 次印刷
标准书号：ISBN 978-7-117-35062-4
定　　价：49.00 元

打击盗版举报电话：**010-59787491**　　E-mail：**WQ @ pmph.com**
质量问题联系电话：**010-59787234**　　E-mail：**zhiliang @ pmph.com**
数字融合服务电话：**4001118166**　　E-mail：**zengzhi @ pmph.com**

独穴养生
激活身体的自愈力

主　编　徐振华　符文彬

副主编　谢　煜　朱杰彬　古志林

编　委　（按姓氏笔画排序）

古志林　朱杰彬　刘纯燕

钟　平　段　权　徐振华

符文彬　董嘉怡　谢　煜

雷丽芳

总序

2023 年是广东省中医院建院 90 周年。作为中国近代史上历史最为悠久的中医医院，广东省中医院自 1933 年建院初期，就以振兴、发展中医药事业和为人民群众提供优质的中医药健康服务为己任，一代代广东省中医院人赓续"上医医国　先觉觉民"的红色基因，砥砺奋进，勇毅前行。

90 年筚路蓝缕，90 年初心弥坚。长期以来，我们始终高度重视中医药文化弘扬和健康科普传播工作，以人民群众健康需求为导向，充分发挥名院、名科、名医、名药等优势资源，不断创新载体，注重医媒融合，为人民群众生命健康全周期保驾护航，为健康中国建设贡献力量！

值此医院 90 华诞之际，在上级主管部门的指导下，在人民卫生出版社的大力支持下，我们组织编写这套"献给大家的健康书系列"，作为送给大家的一份特殊的礼物。

这套丛书由医院呼吸科、妇科、脾胃病科、治未病中心、骨伤科、耳鼻喉头颈科、心理睡眠科及脑病科等多个国家级重点专科的团队精耕细作而成，联袂为大家奉上一套健康大餐。

在这里，您可以学习国医大师邓铁涛老先生的百岁养生法，可以了解厨房里的膳食养生智慧，还可以了解什么是"正确"的呼吸、如何保护我们"脆弱"的颈椎、怎样睡得更好……希望这套丛书能够成为您健康的"加油站"。

2023 年 9 月

序

　　我的同门好友和同事、广东省中医院针灸科徐振华主任的新书《独穴养生：激活身体的自愈力》要出版了！这本书是他和他的团队在 CCTV-4 中文国际频道《中华医药》栏目微信公众号中"每周一穴"系列科普文章的集结升级版。

　　徐振华主任有着多年的临床实践经验，他带领团队系统挖掘、整理了穴位养生相关知识，并在此基础上用通俗易懂的语言、规范化的操作来展现穴位养生的内容。

　　这本书以中医理论为指导，内容通俗易懂，穴位列举清晰，取穴、操作均由临床经验丰富的针灸医师演示，并录制了简短的视频，通过手机扫描书中的二维码即可观看，非常易于掌握，您一定会非常喜欢的。

　　中医药传承三千余年，针灸是重要的组成部分。在《黄帝内经》《难经》等中医经典之后，晋代的皇甫谧编著了《针灸甲乙经》，专论经络、腧穴，针灸逐渐形成了独立的学科，在治病、防病中发挥了重大作用。

　　穴位养生由来已久，受众广泛。在"治未病"方面，《肘后备急方》《外台秘要》《针灸资生经》《扁鹊心书》《灸膏肓腧穴法》等医书都专门记载、论述了针灸养生保健的方法。

《旧唐书》记载，唐宋八大家之一柳宗元的堂兄柳公度"善摄生，年八十余，步履轻便"，有人问他的养生秘诀，他回答："吾初无术，但未尝以元气佐喜怒，气海常温耳！"因此经常艾灸气海，可起到很好的保健作用。

民间也有很多穴位保健的方法。如大家耳熟能详的"若要安，三里常不干"，即艾灸足三里以养生防病。日本汉方医学《针灸真髓》也记载："三里养先后天之气，灸三里可使元气不衰，故称长寿之灸。"

这些代代相传的经典独穴养生方法，本书都将一一为您讲解、示范。这本书不仅为您提供一种方便、有效、自然的养生方法，同时也给您提供了解中医、学习中医的一种途径。

希望大家都用中医、爱中医、推广中医，中医也将更好地为大众服务，造福百姓健康。

独穴养生，一个穴位养身体，您值得拥有！

是为序，乐为之。

国家重点基础研究发展计划（973 计划）首席科学家

中国针灸学会副会长

2023 年 9 月 8 日

于广州中医药大学

前言

　　《诗经》云："迨天之未阴雨，彻彼桑土，绸缪牖户。"《诗经》中的"未雨绸缪"，正是中医重要的"治未病"思想，即防患未然、养生保健以调节身体平衡，保持健康状态。中医养生保健的方法多种多样，如药膳、药酒、代茶饮、药浴、艾灸、按摩、导引等，而针灸中的经络、穴位养生尤为突出。从"若要安，三里常不干"的民间谚语，到论述膏肓俞防病治病的专著《灸膏肓腧穴法》，穴位养生不仅是专业知识，还是大家能熟悉、可掌握的保健方法。

　　现代人的工作、生活压力大，加之环境的改变，使得部分人常常处于亚健康状态。加上保健知识的缺乏，人们往往会忽略身体表现出的一些"小信号"，或者对于一些不适的"小毛病"不知如何自我防治。穴位养生不但从中医理论的角度指导人们如何认识身体、防病于未然，而且操作简便、效果良好，并较少受环境因素限制，符合目前大众对健康养生的需求。

　　恰逢自媒体的蓬勃发展，自 2017 年春季开始，我们和CCTV-4 中文国际频道《中华医药》栏目的微信公众号进行合作，推出"每周一穴"系列科普文章，介绍日常生活中穴位养生的应用，受到大众的好评，同时多家刊物及微信公众号对文章进行了转载，穴位养生得到了广泛的传播。我们在这次合作中推送了近百篇文章，社会影响较大。

自媒体发布的文章具有一定的时效性，大众需要时不容易及时查找到相应的内容，书籍出版是顺理成章的选择。本团队精选针灸临床常用的 60 个穴位整理成《独穴养生：激活身体的自愈力》一书，该书同时配有高年资针灸专业医生示范的临床取穴、操作方法的视频，使取穴更加准确，操作更加规范、直观，希望对读者学习中医以及应用穴位治疗、保健有所帮助。

本书的出版，是团队中每一位成员齐心协力努力的结果。虽然团队成员对书稿内容再三审核、校对，但书中仍可能有疏漏之处，敬请广大读者、专家指正。

徐振华

2023 年 9 月

目录

第一章
睡眠及精神情绪类 001

第二章
外感咳喘类 039

第三章
脾胃消化类 071

第四章
常见疼痛类 109

如何在家做艾灸

1

第一章

睡眠及
精神情绪类

百会
初春除眩困，百会来提神

扫描二维码
观看视频

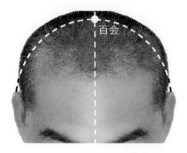

百会

　　唐诗云："春眠不觉晓，处处闻啼鸟。"在春季，我们总会有一种睡不醒、睡不够、全身疲乏的感觉，也就是我们所说的春困，春困的产生是由于人体阳气不能够顺应大自然阳气往上升的趋势，因此春困并不是一种与睡眠相关的疾病，而是阳气升不起来。因此，在万物复苏、草木萌芽之际，如果喝咖啡、喝茶都不足以打起精神的话，不如试试按揉百会，帮助人体升提阳气，起到醒脑提神的作用。

　　穴义： 百会，最早记载于西汉末年，《黄帝明堂经》中曰"百会，一名三阳五会，在前顶后一寸五分，顶中央旋毛中，陷可容指，督脉、足太阳之会。"自古以来百会名称颇多，如颠上、五会、天横等都为百会之别名，而后世多以百会为正名。它是督脉的穴位，是督脉、足太阳膀胱经、足少阳胆经、足厥阴肝经和手少阳三焦经等人体重要经脉的汇聚点，为人体百脉朝会之处，故命名为百会。

穴性：中医经络学认为，督脉由百会进入脑内，故刺激该穴位能够起到醒脑提神的作用。同时，百会又是百脉朝会尤其是阳经经脉汇聚的地方，故能够升阳益气。

取穴法

以头顶正中线为经线，双耳最高点的连线为纬线，在头部经纬线的交点处可以摸到凹陷的、浅浅的小坑，这就是百会。其实，就是人头顶上头骨结合的交接点。

操作方法

1 针刺法

适应证：头晕困重、疲劳乏力、健忘、腹泻等。

操作方法：行平刺法。用 φ（直径）0.25mm × 40mm（1.5 寸）的毫针，右手持针在百会沿皮肤 15°～30°进针 0.5～0.8 寸，针至帽状腱膜层，此时术者有针下落空感。针刺后可留针 20～30 分钟。

注意事项：①局部皮肤破损、化脓、外伤、颅脑修补术后等情况不宜施针。②针刺时快速进针可减少疼痛，而后缓慢进针，如出现刺痛感须退出针体少许；若仍有刺痛，则立刻出针，轻揉百会至痛感缓解。③应避免饥饿、劳累及大汗出后针刺；幼儿不适宜针刺。④头皮表面血供丰富，出针时注意按压，防止出血。⑤针刺为医疗技术操作，应由专业医生执行。

2 按摩法

适应证：头晕、疲乏有昏沉感，头痛，健忘。

操作方法：以指揉法为主，操作时患者取坐位或平卧位。以单手示指和中指并拢成剑指，点按在百会上；或者采用双手拇指并置于穴位上，双手手掌微屈置于头部两侧，固定头部，轻轻按揉（不拘于按揉方向），力度以头顶稍有酸麻感为度，每次 10 分钟左右即可。

注意事项：①犯困时，注意饮食要清淡，避免过食肥腻、油炸的食品，否则痰湿困脾，不利于阳气的升发；②按摩时力度要由轻到重，逐渐增加力度至有酸胀感为度，用力不及则穴位刺激量不足，用力骤然加重则易致疼痛不适。

3 艾灸法

适应证：头晕、疲乏有昏沉感，腹泻，便溏，畏寒怕风者宜行艾灸法，可采用艾条灸。头晕明显者行压灸法，效果更佳。晕针患者可用艾条温和灸百会以缓解不适。

操作方法

（1）艾条灸：患者取坐位或平卧位，术者将艾条点着，右手持艾条距离穴位皮肤3～5厘米处固定悬灸，左手成掌置于穴位旁边感觉温度以调节艾条距离，以感觉温和为度。每次艾灸15～20分钟，以局部皮肤微微潮红即可。艾灸过程中会出现喜热、热感直透头面部或热感扩散肩背部，均为正常现象；如能灸至自觉热感渗透、深入头部，效果佳。

（2）百会压灸法：施灸前准备艾绒、万花油、大棉签、打火机、线香等。每次取艾绒约0.5克，搓成圆锥形大艾炷（底面大小约1cm×1cm，高约1厘米），一般灸5～7壮。患者取坐位，准确定位百会后，以压手固定百会周围毛发，取万花油少许涂抹在穴位上，将大艾炷置于其上，线香点燃艾炷，使其均匀燃烧，待燃至艾炷高度的1/2～2/3时，用大棉签瞬间压熄艾炷，使热力自头部渗透入里，其压熄的时机应以患者耐受、热感舒适、热力深入为度，过早压熄则灸力不达，过晚则温度过高，容易烫伤。如压熄艾炷后患者自觉温度过热，可稍稍抬起艾炷，或减轻按压的力度，但要确保艾炷已彻底熄灭。灸后于穴位处再次涂抹少许万花油。

注意事项：①艾灸法应避免饥饿、劳累时操作；②每日艾灸1～2次为度，不宜过频；③穴位皮肤存在破损或感染者禁止艾灸，高血压、头痛等证属肝阳上亢者，不宜艾灸；④艾灸时可在旁边放置一盛水器皿以放艾灰及熄灭艾条用，必须注意避免烫伤及用火安全；⑤如艾灸后出现口干舌燥、咽喉干痛等不适，可饮用适量温热的淡盐水；⑥百会压灸法为医疗技术操作，应由专业医师操作。

安眠
清降相火调心神，安神助眠有专穴

扫描二维码
观看视频

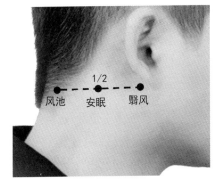

风池　安眠　翳风

安眠

　　随着现代生活节奏的改变，人们的工作压力日益增加，失眠是最为常见的健康问题之一，常常表现为难以入睡、睡眠质量下降、睡眠时间减少，长期睡眠缺乏会让人疲劳乏力、自控力下降、情绪烦躁，甚至注意力不集中、记忆力下降等，影响日常工作。在经外奇穴中，有一穴名安眠，专擅安神助眠。

　　穴名：穴如其名，以其治疗失眠有特效，故名安眠。

　　穴性：安眠为经外奇穴之一，刺激该穴位有助于安神助眠。清朝刘鸿恩《医门八法》一书提及，不寐（失眠）是因热邪上扰心神、神散不藏所致。中医学认为少阳为相火，相火热盛则易上扰心神，也就是老百姓平时说的有虚火。本穴位在手少阳三焦经与足少阳胆经之间，刺激该穴位能清降少阳火热，保护心神不受扰，使神藏而安眠，也可以有效地舒缓人的紧张情绪。

取穴法

　　安眠在手少阳三焦经的翳风与足少阳胆经的风池连线的中点。耳根下后方可触及骨性凸起为乳突；转颈时乳突上有肌肉凸起，为胸锁乳突肌，该肌肉后的凹陷，平发际线上 1 寸处为风池；乳突与下颌角之间的凹陷处为翳风。

操作方法

1 针刺法　适应证：失眠，心烦，心悸，眩晕，颈部疼痛等。

　　操作方法：行单手进针或指切进针法，用 φ0.25mm × 40mm 的毫针，垂直进针 0.8~1.2 寸，以穴区有麻胀感为度。针刺后可留针 20~30 分钟。

　　注意事项：①针刺时须定位准确，注意进针方向，不可深刺。②避免饥饿、劳累及大汗出后针刺；幼儿不适宜针刺，可改按摩法。③针刺为医疗技术操作，应由专业医生执行。

2 按摩法

适应证：适合上述各种症状。按摩法操作简单、方便，适合各类人群使用。

操作方法：行指揉法，患者双手示指、中指成剑指，各置于两侧安眠上，稍用力按揉，微觉酸胀为度，于临睡前按揉，配合缓慢自然呼吸，按摩约5分钟。双人操作时，术者可用一手抵住患者前额部作为支点，另一手以拇指置于一侧安眠上，以示指、中指指腹为着力点置于对侧穴位上，行指揉手法。

注意事项：①指甲不要过长，避免划伤皮肤；②按摩时力度轻柔，稍加力度至有酸胀感即可，无须过重的刺激。

3 艾灸法

适应证：失眠、眩晕者伴有头颈部畏风、怕寒等症状最宜，或伴有头颈部肌肉酸重不适，易汗出。

操作方法：行艾条灸，将艾条点着，右手持艾条距离穴位皮肤3~5厘米处固定悬灸，左手可辅助分拨、固定耳朵及穴位两侧头发，并感觉温度以调节艾条距离，以感觉温和为度。每次艾灸15~20分钟，以局部皮肤微微潮红即可。艾灸过程中会出现喜热、热感直透头颈部，均为正常现象；如能继续艾灸至上述灸感消失则效果更佳。

注意事项：①注意用火安全，注意通风、保暖，防止烫伤；②艾灸后如出现咽干舌燥，可饮用适量温热的淡盐水。

神庭
常按神庭，安神益脑

扫描二维码
观看视频

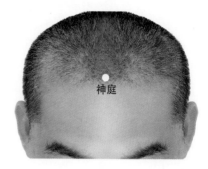

神庭

神庭

现代社会快速的生活、工作节奏，常引起人们脑力劳动过度、精神压力过大。随之而来的是精神困乏，却又难以入睡，让人陷入矛盾的不适之中。《本草纲目》中记载：脑为元神之府，过度用脑必然耗精伤神。想舒缓脑疲劳、安神助眠，不妨尝试按揉神庭。

穴名：神庭的定义出自《针灸甲乙经》，庭，指庭院。该穴位于额上，宽广如庭，且可用于调神，多用于治疗精神相关疾病，故名神庭。

穴性：神庭是督脉的腧穴，刺激该穴位有健脑益智、安神助眠之功。中医学认为脑为元神之府，元神是人体生命活动的表现，受脑主宰。神庭位于额上，与脑府相近，且督脉的循行是入络于脑。故常按神庭可以给予大脑良性刺激，改善脑疲劳状态，又可调节精神、帮助睡眠。

前发际正中直上 0.5 寸。

操作方法 |

1 **针刺法** 适应证：失眠、疲乏、头痛头晕等与五官或神志相关的疾病。

操作方法：行平刺法或斜刺法。用 φ0.25mm × 40mm 的毫针，右手持针在神庭沿头皮 15°～30° 进针 0.3～0.5 寸，以术者针下落空感或患者穴区有酸胀感为度。针刺后可留针 20～30 分钟。

注意事项：①头皮表面血供丰富，出针后注意稍加按压，防止出血。②针刺时缓慢进针，如出现刺痛感须退出针体少许；若仍有刺痛，则立刻出针，并用示指轻揉神庭至痛感缓解。③应避免饥饿、劳累及大汗出后针刺。④针刺为医疗技术操作，应由专业医生执行。

2 **按摩法** 适应证：适合上述各种症状。按摩法操作简单、方便，适合各类人群使用。

操作方法：行指揉法。用示指或中指指腹置于穴位上，以感觉酸胀为度，保持力度3~5秒后行揉法，每日可按揉多次，每次按揉2~3分钟。

注意事项：①按摩时力度要由轻到重，逐渐增加力度至有酸胀感为度，用力不及则穴位刺激量不足，用力骤然加重则易致疼痛不适；②操作时患者应保持呼吸平顺，心情平静。

3 艾灸法

适应证：脑力劳动后自觉脑门发冷人群，或平素头颈部畏风畏寒，则可选用艾条悬灸神庭，神庭艾灸亦可用于治疗感冒后鼻塞、流清涕。

操作方法：患者可取坐位或平卧位，术者用左手成掌置于穴位旁边，将局部头发固定，右手持点燃的艾条置于距离神庭皮肤3~5厘米处，以感觉温和、前额部皮肤潮红为度。艾灸过程中出现喜热、热感直透入头内、传至头顶或热感扩散至全头部，均为正常现象；如能继续艾灸至上述灸感消失，艾灸效果更佳！每次艾灸约20分钟，每日1~2次即可。

注意事项：①艾灸法应避免饥饿、劳累时操作。②每日艾灸1~2次为度，不宜过频。③如果穴位皮肤存在破损或感染，禁止艾灸；高血压、头痛目赤等证属肝阳上亢者，不宜艾灸。④艾灸时可在旁边放置一盛水器皿以放艾灰及熄灭艾条用，必须注意避免烫伤及用火安全。⑤如艾灸后出现口干舌燥、咽喉干痛等不适，可饮用适量温热的淡盐水。

四神聪
健脑益智的"良药"

扫描二维码
观看视频

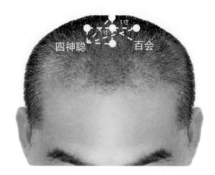

四神聪

现代生活节奏紧张，人们长时间的工作、注意力高度集中，难免出现精神疲倦、反应变慢、记忆力下降等表现。在学习、工作中劳神伤脑、思虑过度，面对这样的情况，除了要保持生活作息规律，劳逸结合，还可以刺激头上的四神聪，来给大脑"做按摩"，缓解疲劳，益智健脑。

穴名：《左传》中提及，"神，聪明正直而壹者也。"反应灵敏谓之聪。该穴位与人的精神反应相关，且有 4 个穴点，故名为四神聪。亦可按照 4 个穴点位置的前、后、左、右分别称前神聪、后神聪、左神聪、右神聪。

穴性：四神聪为经外奇穴，刺激该穴位有健脑益智、养神开窍之效。中医学认为脑为元神之府，主灵性与记忆，长时间的脑力活动，或者思虑过度均会耗损脑神，影响人的记忆力及反应能力。按揉四神聪，可以放松大脑、改善记忆力，帮助集中注意力，提高人的工作及学习效率。

取穴法

正坐取穴，先定百会（两耳朵最高点的连线与头顶正中线的交点处，可摸到凹陷的小坑即是），以百会为中心，前、后、左、右各1寸（可以拇指间关节横纹的长度量取）共4个点，即是四神聪。

操作方法

1 针刺法

适应证：疲劳困乏，注意力不集中，健忘，头痛头晕，失眠。

操作方法：行平刺法或斜刺法。用 φ0.25mm × 40mm 的毫针，右手持针在四神聪沿头皮 15°~30° 进针 0.3~0.5 寸，4 个穴点的针刺方向可针向百会或针向四周，以术者针下落空感或患者穴区有酸胀感为度。针刺后可留针 20~30 分钟。

注意事项：①头皮表面血供丰富，出针后注意稍加按压，防止出血。②针刺时须缓慢进针，如出现刺痛感时须退出针体少许；若仍有刺痛，则立刻出针，并用示指轻揉穴位至痛感缓解。③应避免饥饿、劳累及大汗出后针刺。④小儿囟门未闭，不宜针刺。⑤针刺为医疗技术操作，应由专业医生执行。

2 按摩法

适应证：适合上述各种症状。按摩法操作简单、方便，适合各类人群使用，常可交替按摩百会、神庭等穴位。

操作方法：行指揉法。可同时用双手示指、中指分别按于穴位的 4 个点（也可以每次按揉 1 个点，依次按揉），以适中力度按揉，微微有酸胀感为度，每次 10～15 分钟，每日可行多次。如果因工作、学习过于紧张而失眠，在睡前按摩四神聪，也可帮助入睡。

注意事项：①小儿囟门未闭，不宜按摩。②注意指甲不要过长，避免划伤皮肤。③按摩时力度要由轻到重，逐渐增加力度至有酸胀感为度，用力不及则穴位刺激量不足，用力骤然加重则易致疼痛不适。④按摩后饮用适量温开水，稍作休息即可。

3 艾灸法

适应证：适合上述各种症状，头部畏风、怕冷者更为适合，可选用艾条悬灸四神聪。

操作方法：患者取坐位或平卧位，操作时将点燃的艾条置于距离四神聪皮肤 3～5 厘米处，以局部感觉温和为度，每次艾灸约 20 分钟，每日 1 次。如有热感沿头部渗透入里则灸后效果更佳。

注意事项：①艾灸法应避免饥饿、劳累时操作。②每日艾灸 1～2 次为度，不宜过频。③如果穴位皮肤存在破损或感染，禁止艾灸；高血压、头痛目赤等证属肝阳上亢者不宜艾灸。④艾灸时可在旁边放置一盛水器皿以放艾灰及熄灭艾条用，必须注意避免烫伤及用火安全。⑤如艾灸后出现口干舌燥、咽喉干痛等不适，可饮用适量温热的淡盐水。

志室
疲劳健忘压力大，益肾健脑寻志室

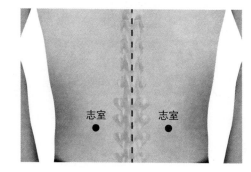

志室

《黄帝内经·素问·上古天真论》中记载上古之人养生之法："食饮有节，起居有常，不妄作劳……今时之人不然也，以酒为浆，以妄为常，醉以入房，以欲竭其精，以耗散其真，不知持满，不时御神，务快其心，逆于生乐，起居无节，故半百而衰也。"现代生活的节奏飞快，工作压力"山大"，容易让人不知不觉地透支健康，出现精神疲乏、体力活动下降、注意力不集中及健忘等慢性疲劳的症状，甚至逐渐出现脱发、耳鸣、夜尿频多、遗精盗汗等症状。这时不妨试试按揉志室，重新焕发活力！

穴名：志室定义出自《针灸甲乙经》，别名精宫。志，通记，意指灵性记忆；室，指室内，为收藏之义。该穴位与人的智力活动与记忆储藏相关，故名志室。如《会元针灸学》记载："志室者，肾为作强之官，伎巧出焉。肾为藏志之室，与肾俞相通，故名志室。"

穴性：志室是足太阳膀胱经的腧穴，刺激该穴位有补肾填精、健脑益智的功效。中医学认为肾主精、生髓，且脑为髓海。人体吸收的精气、血液等营养物质最终收藏在肾，为脑髓提供养分，支持脑的基本活动。一旦过度劳累、耗损气血，脑髓缺乏精、气、血的供养，则功能活动下降，引发慢性疲劳的一系列症状。志室在腰部，与肾相近，能够很好地起到补肾填精的作用，从而为脑髓提供养分，让人精力充沛！

取穴法

以盆骨最高点向后连线，与后正中线的交点约平第4腰椎棘突，后往上循摸第2个明显的骨性凸起，为第2腰椎棘突，该棘突下旁开3寸即为志室。

操作方法

1　针刺法　适应证：疲劳困乏，注意力不集中，健忘，腰膝酸痛，小便不利，月经不调，遗精盗汗等。

操作方法：行单手进针法或指切进针法。患者取俯卧位或坐位，术者用 φ0.25mm × 40mm 的毫针，右手持针在志室垂直进针 0.5~0.8 寸，以穴区有麻胀感为度。针刺后可留针 20~30 分钟。

注意事项：①针刺时缓慢进针，如出现刺痛感须退出针体少许；若仍有刺痛，则立刻出针，并用示指轻揉志室至痛感缓解。②针刺深度须根据人的年龄、胖瘦而定，成年人体形偏胖的可针刺至 0.5~1.0 寸，体形偏瘦则以 0.3~0.5 寸为度；若为幼儿针刺，则根据胖瘦，以 0.3~0.5 寸为度；体形异常消瘦之人，不宜针刺，可选用按摩法或艾灸法。③应避免饥饿、劳累及大汗出后针刺。④针刺为医疗技术操作，应由专业医生执行。

2 按摩法

适应证：适合上述各种症状。按摩法操作简单、方便，适合各类人群使用。

操作方法：行指揉法或配合擦法。

（1）指揉法：患者取俯卧位或坐位，术者用双手拇指按于双志室上，其余四指微握拳，拇指逐渐用力，以穴区有酸痛感为度，每次按揉 5~10 分钟，每日可行数次。

（2）擦法：患者取俯卧位，术者以双手掌根或小鱼际置于双侧志室，沿直线方向（擦膀胱经方向或垂直于脊柱方向均可），在皮肤表面前后往返摩擦，使局部产生热感，与指揉法相配合。

注意事项：①注意指甲不要过长，避免划伤皮肤；②指揉按摩时力度要由轻到重，逐渐增加力度至有酸胀感为度，用力不及则穴位刺激量不足，用力骤然加重则易致疼痛不适；③行擦法时，稍加用力即可，无须带动皮下组织，可涂抹少量万花油，防止损伤皮肤；④按摩后饮用适量温开水，稍作休息即可。

3 艾灸法

适应证：适合上述各种症状，更适用于平素怕冷、夜尿较多的人群，可选用艾条悬灸，加强补肾健脑的效果。每日可灸1~2次，每次约20分钟。

操作方法：行艾条灸。患者取俯卧位或坐位，术者将艾条点着，右手持艾条距离穴位皮肤3~5厘米处固定悬灸，左手成掌置于穴位旁边感觉温度以调节艾条距离，以感觉温和为度。每次艾灸15~20分钟，以局部皮肤微微潮红即可。艾灸过程中会出现喜热、热感直透入内或热感扩散至整个腰背部，均为正常现象；如能继续艾灸至上述灸感消失，艾灸效果更佳！

注意事项：①艾灸法应避免饥饿、劳累时操作，操作结束后注意保暖；②每日艾灸1~2次为度，不宜过频；③如果穴位皮肤存在破损或感染，禁止艾灸；④艾灸时可在旁边放置一盛水器皿以放艾灰及熄灭艾条用，防止艾灰坠落烫伤皮肤，操作结束后彻底熄灭艾条，注意用火安全；⑤如艾灸后出现口干舌燥、咽喉干痛等不适，可饮用适量温热的淡盐水。

期门
按揉期门，天天好心情

扫描二维码
观看视频

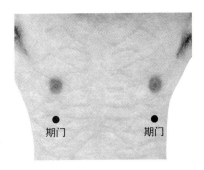

期门　　　　　　　期门

期门

清明节后，大自然的阳气上升到地面，此时气候暖和、草木萌动、万物生长，肝木之气当旺，五脏之肝主疏泄，调畅一身气机。这个时节，如果不注意调养，熬夜则容易使肝的疏泄功能失调，人会有情绪烦躁、闷闷不乐、胸胁胀闷苦满、唉声叹气的表现，影响正常的生活。可以试试按揉期门，调畅情志，舒缓情绪。

穴名：期，为周期之意；门，为出入之处。期门是肝经最后一个穴位，也是十二经络循行的终点，人体经气由此穴回流至肺经，开始新的循环，所以称之为期门。

穴性：期门是肝经的募穴，是肝经、脾经、阴维脉的交会穴，刺激该穴位有疏肝泻火、理气解郁之效。中医认为，肝气升发太过、木火偏旺，则容易心烦气躁；肝气升发受阻，疏泄不畅，则导致闷闷不乐、喜欢叹息。按摩期门，可以使肝木疏泄适宜，让人气顺而心舒！

取穴法

期门位于胸腹部，正坐或平卧取穴，在前正中线旁开 4 寸，位于第 6、7 肋骨间隙之中（在侧身部腋正中线摸到肋弓最低点的肋骨为第 10 肋，往上逆数至第 6、7 肋，循其间隙往前，至乳头垂直下方为期门）。

操作方法

1 **针刺法**

适应证：情绪不畅，心烦，胸闷，胁痛，乳痛。

操作方法：行单手进针法，斜刺或平刺。用 φ0.25mm × 40mm 的毫针，右手持针在期门以 15°～30°进针 0.5～0.8 寸。

注意事项：①不可深刺，以免伤及内脏，导致气胸等不良事件。②针刺深度须根据人的年龄、胖瘦而定，成年人体形偏胖的可针刺 0.5～1.0 寸，体形偏瘦则以 0.3～0.5 寸为度；若为幼儿针刺，则根据胖瘦，以 0.3～0.5 寸为度；体形异常消瘦之人，不宜针刺，可选用按摩法或艾灸法。③应避免饥饿、劳累及大汗出后针刺。④针刺为医疗技术操作，应由专业医生执行。

2 按摩法

适应证：适合上述各种症状。按摩法操作简单、方便，适合各类人群使用。

操作方法：行指揉法。双手以示指、中指成剑指或单用拇指置于期门上，力度以微感酸痛为宜，按揉 10~15 分钟。也可以行提捏法，双手以拇指和示指、中指对捏期门处肌肉，稍用力往前一提，然后放松再捏再提，约 10 分钟。须注意力度不宜过大，避免捏伤皮肤。

注意事项：①注意期门位于肋间隙处，按摩时力度轻柔，避免引起痛痒等不适感，甚至伤及肋骨；②注意指甲不要过长，避免划伤皮肤。

3 艾灸法

适应证：胸胁胀痛，乳房胀痛；平素体质虚寒的人群更为适宜。寒症较轻时可选用艾条灸；寒症明显则选用隔姜灸。

操作方法

（1）艾条灸：将艾条点着，右手持艾条距离穴位皮肤 3~5 厘米处固定悬灸，左手成掌置于穴位旁边感觉温度以调节艾条距离，以感觉温和为度。每次艾灸 15~20 分钟，以局部皮肤微微潮红即可。艾灸过程中会出现喜热、热感直透腹腔或热感扩散至整个胸胁部，均为正常现象；如能继续艾灸至上述灸感消失，艾灸效果更佳！

（2）隔姜灸：准备姜片，取适当大小的生姜切成直径 2~3 厘米、厚 3~4 毫米的类圆形，用牙签扎 5~9 个小孔，可助灸热下传。艾灸时取平卧位，暴露穴位皮肤（注意室内温度，避免着凉），将准备好的姜片平置于穴位，上置大小适中的艾炷（艾炷底径不能超出姜片），点燃施灸。艾灸以感觉温热、舒适为度。如感觉灼热或刺痛，将姜片稍提起片刻，然后重新放置于穴位上，如此反复至艾灸结束；或将姜片朝上或朝下小幅度平移，以保持温热感持续渗透。隔姜灸一般艾灸 3~5 壮／次（1 个艾炷为 1 壮）。

注意事项：①艾灸法应避免饥饿、劳累时操作；②每日艾灸 1~2 次为度，不宜过频；③如果穴位皮肤存在破损或感染，禁止艾灸；④艾灸时可在旁边放置一盛水器皿以放艾灰及熄灭艾条用，注意避免烫伤及用火安全；⑤如艾灸后出现口干舌燥、咽喉干痛等不适，可饮用适量温热的淡盐水。

劳宫
轻揉劳宫，清心除烦热

扫描二维码
观看视频

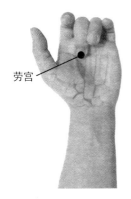

劳宫

劳宫

　　小满时节，也就是每年的 5 月下旬，万物繁茂，生长旺盛，正如《月令七十二候集解》中云："小满者，物致于此小得盈满。"自然界中的阳气这时开始变得充盈、旺盛，气温逐渐升高，雨水也逐渐增多，在这样的时节里，人体容易出现心烦气躁、苦闷不乐、难以入睡等心火偏盛的症状。要应对这种"小情绪"，可轻揉手中劳宫。

　　穴名：劳宫，又名五里、掌中、鬼路。劳，即劳作之义，手为人们日常劳动、工作时用到的身体重要部分；宫，意指宫廷，处于中央的意思，心为君主之官，其心包经循行于掌心之间，为其居所，故名为宫。"手任劳作，穴在掌心"，故合而称之劳宫。

穴性： 劳宫为手少阴心包经的荥穴，刺激该穴位有清心除烦、安神助眠之效。中医认为心主藏神，与人的情志相关。如果心火偏盛，火热之邪扰动心神，就会影响人的情绪，表现为烦躁、苦闷，甚至夜间心烦、难以入睡。劳宫为荥穴，五行属性为火，通过刺激该穴位可以清除心火，使得心神宁静、情志舒畅。

取穴法

在手掌心取穴，位于示指、中指掌指关节之间，靠近中指掌指关节侧，即当人自然握拳屈指时，中指指尖所触及处。

操作方法

1 针刺法

适应证： 胸闷心烦，口疮、口臭，湿疹，掌中热、中暑、昏厥之急救。

操作方法： 行指切进针法或单手进针法。患者取坐位或平卧位，掌心向上。用 φ0.25mm × 40mm 的毫针，指切进针法可用左手拇指指甲掐切劳宫处，稍加用力可在一定程度上减轻进针的痛感，右手持针沿指甲旁垂直进针，浅刺 0.3～0.5 寸，局部可有酸麻胀感，或有向指端放射的针刺感。针刺后可留针 15～20 分钟。

注意事项：①针刺劳宫刺激量较大，针刺感较强，针刺时须快速进针以适当减轻进针时的疼痛不适感；进皮后缓慢进针，避免损伤周围的神经、血管。②应避免饥饿、劳累及大汗出后针刺；如为患者施针时出现头晕、心悸、汗出、恶心欲呕、脸色苍白等晕针症状，应立即出针，平卧休息，并可艾灸百会、足三里等穴位减轻不适。③针刺为医疗技术操作，应由专业医生执行。

2 按摩法

适应证：胸闷心烦、掌中热等。按摩法操作简单、方便，适合各类人群使用。

操作方法：行指揉法。患者取坐位，以拇指指腹点按劳宫，余四指固定患者手掌，以适中力度旋转按揉，微觉酸痛、发胀感为度，配合患者均匀呼吸的节奏，一般按揉5~10分钟即可。也可行刮法，用拇指指甲边缘，从示指、中指间开始往劳宫方向，以适中力度单向循刮，3~5次后至劳宫处续行指揉法，反复按揉5~10分钟。急救时则用拇指指甲掐切劳宫，余四指抵住患者手掌，以增大刺激量。

注意事项：①注意指甲不要过长，避免划伤皮肤。②按摩时力度要由轻到重，逐渐增加力度至有酸胀感为度，用力不及则穴位刺激量不足，用力骤然加重则易致疼痛；同时放松心情，配合呼吸运动，勿屏气。

膻中

自古逢秋悲寂寥，膻中一穴解秋郁

扫描二维码
观看视频

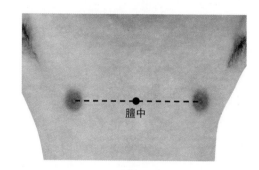

膻中

《春秋繁露》："秋分者，阴阳相半也，故昼夜均而寒暑平。"进入秋分后，大自然中秋风逐渐明显，天气清肃，草木日渐凋零，此时人体阳气顺应自然阳明燥金之气，也当沉降收敛，如沉降之力不足，则容易气郁，甚至化燥、化火。且肺金之脏，在志为悲、为忧，因此，秋季容易让人产生惆怅、悲伤、心神不宁之感。这时应使志安宁、收敛神气，不妨按揉胸前的膻中，理气解郁。

穴名： 膻，指胸前脂肪筋膜；中，指胸中；该穴在心前正中，居于胸膜之内，故名膻中。

穴性： 膻中为任脉腧穴，也是心包的募穴和八会穴之气会。《黄帝内经·灵枢·海论》中认为"膻中者，为气之海"，刺激该穴位有宽胸理气之功。中医学认为秋内应于肺，肺在志为悲，"悲则气消"，肺气虚而导致机体对不良刺激的耐受度下降，容易产生悲秋情怀。《黄帝内经·素问·灵兰秘典论》中曰："膻中者，臣使之官，喜乐出焉。"膻中与人的喜乐情感密切相关，故按揉膻中能够调节胸中之气，解郁开怀，从而抑制悲伤情绪。

取穴法

仰卧位取穴，在前正中线上，平第 4 肋间，即在两乳头连线的中点处。

操作方法

1 针刺法

适应证： 胸闷气短，情绪不畅，咳嗽气喘，呃逆，乳房胀痛。

操作方法： 行提捏进针法。用 φ0.25mm × 40mm 的毫针，左手提起膻中附近皮肤，右手持针在膻中平刺 0.5 ~ 0.8 寸。针刺后可留针 20 ~ 30 分钟。

注意事项： ①针刺时缓慢进针，如出现刺痛感时须退出针体少许；若仍有刺痛，则立刻出针，并用示指轻揉膻中至痛感缓解。②针刺深度须根据人的年龄、胖瘦而定，成年人体形偏胖的可针刺 0.5 ~ 1.0 寸，体形偏瘦则以 0.3 ~ 0.5 寸

为度；若为幼儿针刺，则根据胖瘦，以 0.3~0.5
寸为度；体形异常消瘦不宜针刺，可选用按摩
法或艾灸法。③应避免饥饿、劳累及大汗出后
针刺。④针刺为医疗技术操作，应由专业医生
执行。

2 按摩法

适应证：适合上述各种症状。按摩法操作简单、
方便，适合各类人群使用。

操作方法：行指揉法。单手或双手拇指置于
膻中处，其余四指自然弯曲，固定胸胁，拇指
稍用力按揉，以微觉酸痛为度，每次按揉约 10
分钟，每日可行多次。同时可以配合掌根分推
胸胁，即以双手掌根置于胸骨剑突下方，拇指
指向膻中方向，五指自然分开，沿肋弓由前正
中线向身体两侧分推，力度宜轻，稍按压即
可，后可配合适量的扩胸运动，加强宽胸理气的
效果。

注意事项：①注意膻中位于胸骨处，按摩时力
度轻柔和缓，勿使用暴力；②注意指甲不要过
长，避免划伤皮肤；③操作时保持均匀呼吸，勿
屏气。

3 艾灸法

适应证：胸闷气短，喘咳痰多清稀，且平素容易感冒、体虚畏寒、易汗出者为宜，可选用艾条灸或隔姜灸。

操作方法

（1）艾条灸：将艾条点着，右手持艾条距离穴位皮肤3~5厘米处固定悬灸，左手成掌置于穴位旁边感觉温度以调节艾条距离，以感觉温和为度。每次艾灸15~20分钟，以局部皮肤微微潮红即可。艾灸过程中会出现喜热、热感直透胸背，均为正常现象；如能继续艾灸至上述灸感消失，艾灸效果更佳！

（2）隔姜灸：准备姜片，取适当大小的生姜切成直径2~3厘米、厚3~4毫米的类圆形，用牙签扎5~9个小孔，可助灸热下传。艾灸时取平卧位，暴露穴位皮肤（注意室内温度，避免着凉），将准备好的姜片平置于穴位，上置大小适中的艾炷（艾炷底径不能超出姜片），点燃施灸。艾灸以感觉温热、舒适为度。如感觉灼热或刺痛，则将姜片稍提起片刻，然后重新放置于穴位上，如此反复至艾灸结束；或将姜片朝上或朝下小幅度平移，以保持温热感持续渗透。隔姜灸一般艾灸3~5壮/次（1个艾炷为1壮）。

注意事项：①艾灸法应避免饥饿、劳累后操作。②每日艾灸1~2次为度，不宜过频。③如果穴位皮肤存在破损或感染，禁止艾灸！④艾灸时可在旁边放置一盛水器皿以盛放艾灰及灭火，必须注意避免烫伤及用火安全！⑤如艾灸后出现口干舌燥、咽喉干痛等不适，可施灸后饮用适量的温热淡盐水。

内关
夏日暑热心火旺，内关宁心畅胸怀

扫描二维码
观看视频

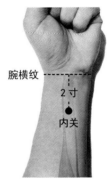

腕横纹

2 寸

内关

内关

"熏风愠解引新凉，小暑神清夏日长"，夏季属火，人的情绪容易受暑热天气影响，出现心火上炎、心神不宁、食欲减退、睡眠欠佳、精神困倦等。俗话说"心静自然凉"，要消除这些不适，一方面要注意调节情绪，另外可以试试按揉内关，帮助人心静神宁地度过漫漫夏日。

穴名：《洪武正韵》记载"关，联络也。"该穴位于手太阴与手少阴经之间，且位于手臂内侧，并与胸腔内心包相联系，故名内关。

穴性：内关，为手厥阴心包经络穴，与手少阳三焦经联络，且是八脉交会穴之一，刺激该穴位有清心泻火、宽中理气之效。中医传统理论认为，夏热之气与心气相通，暑热天气容易导致心气偏旺，出现心火上炎、心气不舒的症状，如烦躁易怒、精神疲乏、夜眠难以入睡等。按揉内关，可以清泄心火、通行胸中之气，起到安神宁心、解郁开怀的作用。《八脉交会八穴歌》中记载"公孙冲脉胃心胸，内关阴维下总同"，刺激内关亦有理气和胃的功效。

取穴法

内关在前臂内侧，位于腕横纹上 2 寸（以拇指背侧横纹长度为 1 寸），在掌长肌腱与桡侧腕屈肌腱之间（即用力握拳，在前臂内侧前端可见明显凸起的两条肌腱）。

操作方法

1 针刺法 适应证：胸闷心悸，情绪烦躁，失眠，身重，胃痛、食欲减退、恶心欲呕。

操作方法：行指切进针法。用 φ0.25mm × 40mm 的毫针，压手拇指定位在内关处，以指甲稍用力按压，拨开肌腱，避开血管，右手持针在压手指甲边缘垂直进针 0.5～0.8 寸，以穴区出现酸麻胀感为度，针刺感或可放射至手指尖，针刺后可留针 20～30 分钟。

注意事项：①本穴位在神经、血管丰富之处，故针刺时注意避开，以免损伤神经或出现皮肤瘀血、血肿等；出针后注意按压 2～3 分钟。②针刺深度须根据人的年龄、胖瘦而定，成年人体形偏胖的可针刺 0.5～1.0 寸，体形偏瘦则以 0.3～0.5 寸为度；若为小孩针刺，则根据胖瘦，以 0.3～0.5 寸为度。③应避免饥饿、劳累及大汗出后针刺。④针刺为医疗技术操作，应由专业医生执行。

2 按摩法

适应证：适合上述各种症状。按摩法操作简单、方便，适合各类人群使用。

操作方法：先行点按法。患者取坐位，术者以拇指指腹置于内关上，余四指自然固定患者手腕，拇指指腹点按内关，力度由轻到重，以患者自觉酸、麻、胀为度，并维持 5～10 秒后逐渐减轻点按力度，再配合指揉法，以拇指指腹按揉穴区；再重复点按，每次按摩 10 分钟左右，每日可行多次。按摩时配合患者呼吸运动，改善胸闷、心悸等效果更佳。

注意事项：①注意指甲不要过长，避免划伤皮肤。②按摩时力度要由轻到重，逐渐增加力度至有酸胀感为度，用力不及则穴位刺激量不足，用力骤然加重则易致疼痛不适。③内关处神经、血管丰富，如出现酸麻放射感，为正常现象；按摩时尽量避开血管，并注意避免按摩时间过久引起组织水肿。

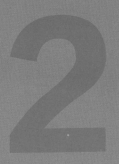

第二章

外感咳喘类

风门
用好风门，预防春季感冒

扫描二维码
观 看 视 频

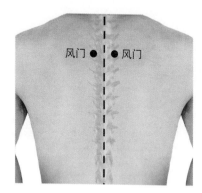

风门

"春城无处不飞花，寒食东风御柳斜。"清明时节，春风正盛、万物复苏，气温渐渐回升，此时阳光明媚，让人有"暖风熏得游人醉"的感觉。但若冷空气侵袭，乍暖还寒，让人备感春寒料峭。这种令人难以适应的"善变"的天气，就是通常说的倒春寒。体虚之人稍不注意，就容易骤感风寒，出现恶寒、颈部酸痛、鼻流清涕等不适。这时就可以利用背上的风门，抵御"寒食东风"！

穴名： 风，为中医学中六种致病因素之一，谓之风邪；门，是出入之处，该穴是风邪进出的主要通道，故名风门。

穴性： 风门为膀胱经背部穴位，刺激该穴位有祛风散寒之效。中医认为，风寒之邪易从项背部侵袭人体，导致邪客肌表、肺卫失调的感冒病证。风门正处于项背部，刺激该穴不但能够祛风寒以解表，还可调肺卫以使人体重新获得抵御风寒外邪的能力。

取穴法

风门处于上背部，在第 2 胸椎棘突下（正坐位，低头时可于颈部后正中线摸到最高突的椎骨，并可随脖子转动，是为第 7 颈椎，往下循摸，数 2 个凸起骨头，即是第 2 胸椎棘突），旁开 1.5 寸。

操作方法

1 针刺法　　适应证：伤风、发热、咳嗽；或伴有头痛，项背酸痛。

操作方法：行指切进针法。用 φ0.25mm × 40mm 的毫针，左手拇指或示指端切按在风门旁，右手持针将针斜刺入风门 0.5～0.8 寸，针刺后可留针 20～30 分钟。

注意事项：①风门不可深刺，针刺深度须根据人的年龄、胖瘦而定。成年人体形偏胖可针刺至 0.5～0.8 寸，体形偏瘦及幼儿则以 0.3～0.5 寸为度；风门深处位是胸膜腔及肺，若针刺太深伤及肺，易形成气胸，引起呼吸困难，严重时可导致死亡；体形异常消瘦的患者不宜针刺，可选用按摩或艾灸法。②针刺为医疗技术操作，应由专业医生执行。

2 按摩法

适应证：轻微伤风、咳嗽，伴头痛、项背酸痛。按摩法简单、方便，适合各类人群使用。

操作方法：行指揉法。操作时患者行坐位或俯卧位，用拇指指腹着力于风门，做轻柔缓和的回旋揉动，并带动皮下组织一起揉动，使该穴位处有微微酸痛感，每次 10～15 分钟。

注意事项：①用力恰当，力度过小起不到应有的刺激作用，力度过大易产生疲劳，且易损伤皮肤；②若风门处有皮肤破损（如烫伤、烧伤）或皮肤病（湿疹、脓肿）者不宜推拿，以免局部感染；③若是急性传染病、感染性疾病或肺结核等引起的咳嗽症状，不宜推拿，以免耽误病情。

3 艾灸法

适应证：风寒感冒、风寒咳嗽、风寒头痛或项背酸痛者。

操作方法：点燃艾条，患者取坐位或俯卧位，暴露背部，将艾条燃着端对准风门，距离穴位皮肤 3～5 厘米处固定悬灸，左手成掌置于穴位旁边感觉温度以调节艾条距离，以感觉温和为度；也可采用雀啄灸，用类似麻雀啄食般的一起一落、忽远忽近的手法施灸，施以较强烈的温热刺激；每次艾灸 20～30 分钟，以局部皮肤微微潮红即可。艾灸过程中出现喜热、热感扩散至整个项背部，均为正常现象；如能继续艾灸至上述灸感消失，艾灸效果更佳。

注意事项：①空腹、过饱、酒醉、极度劳累者不宜施灸；穴位皮肤若存在破损或感染，禁止艾灸。②施灸时，辅助手应紧贴患者施灸部位附近，如温度过高，应及时抬高艾条，以免烫伤患者皮肤。③施灸后半小时内，不可以用冷水洗手、洗脸、洗澡，因为艾灸完毕，全身毛孔打开，容易受凉。④防止晕灸，患者出现晕灸后，要立即停止艾灸，并躺下静卧。⑤如艾灸后出现口干舌燥、咽喉干痛等不适，可饮用适量温热的淡盐水。

4 刮痧法

适应证：伤风、咳嗽、发热，或伴颈部酸痛、头痛的患者。体质瘦弱者慎用。

操作方法：患者取俯卧位，暴露背部，在刮痧部位均匀涂上万花油，将刮痧板与体表呈 45°～60°，从风门开始，利用腕力向下并向同一方向直线刮拭，刮拭直线 5～10 厘米，刮拭 10～20 次，以患者可耐受为度。

注意事项：①局部表面皮肤感染或破损的患者禁止刮痧；体质瘦弱、空腹、过饥或过饱、极度劳累者不宜刮痧。②刮痧过程中注意观察患者反应，防止晕痧；一旦出现晕痧，应立即停止，并让患者平躺静卧。③刮痧力度根据患者体质和承受度决定，不强求出痧。④刮痧结束后，嘱患者避风，注意保暖，多喝热水，以加速代谢产物的排出，3小时后再洗澡；再次刮痧须间隔3~6天，以皮肤痧退为标准。

上迎香
感冒鼻塞苦，上迎香来助

扫描二维码
观看视频

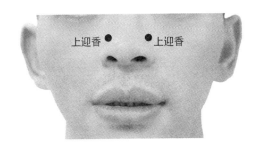

上迎香

初春气候乍暖还寒，特别到了傍晚，气温明显下降，加之经历冬天的"藏寒"之后，人体的抵抗力往往有所下降，极易诱发感冒，出现鼻塞、流涕症状。如果因感冒鼻塞、反复流涕而苦恼社交形象，那请伸出您的示指，按揉鼻子旁的上迎香吧！

穴名：鼻子，是闻气味、辨香臭的，而人皆喜香恶臭，所以鼻子旁边有个穴位叫迎香，迎接香臭气味的意思；而这个穴位在迎香之上，故叫上迎香。

穴性：上迎香为经外奇穴，是古人临床实践总结的经验穴，尤可用于疏风通窍，故又名鼻通，特别强调其通鼻窍的显著功效。中医认为感冒是由于风寒或风热之邪侵袭所致；风邪阻滞鼻窍，则出现流涕、鼻塞等症状。按揉鼻子局部的上迎香，可以疏通鼻窍，促进病邪排出，有助于改善感冒症状。

沿着鼻唇沟往上，在鼻唇沟尽端和鼻子外侧边缘交点的地方，按上去略有凹陷，就是上迎香。

操作方法

1 针刺法 适应证：感冒鼻塞、反复流涕、过敏性鼻炎、鼻窦炎等。

操作方法：行指切进针法。用 φ0.25mm × 25mm 的毫针，左手拇指或示指端切按在上迎香旁，右手持针将针向鼻根部斜刺 0.3～0.5 寸，使针刺感传至鼻腔中，伴有酸胀感为佳。针刺后可留针 20～30 分钟。

注意事项：①鼻部皮肤较敏感，进针时应快速破皮以减少患者的不适；若进针后仍持续有刺痛感，应立即出针，并用示指轻揉上迎香至痛感缓解。②上迎香不宜针刺过深，以免穿透鼻翼，一般以 0.3～0.5 寸为宜。③针刺为医疗技术操作，应由专业医生执行。

2 按摩法 适应证：感冒鼻塞、反复流涕、过敏性鼻炎、鼻窦炎等。按摩操作手法简单、方便，适合各类人群使用。

操作方法：以指揉法为主，双手示指分别点按在同侧上迎香，先用适中力度按揉（以感觉酸胀为度），约 5 分钟；后双手示指沿着鼻梁向前方推按，至双手示指相碰，如此来回推约 200 次。若鼻塞、流涕症状严重，可配合按揉迎香，能加强疏风通窍的作用。若按摩鼻部时配合调息练习，使呼吸加深、缓慢、柔和、均匀，则效果更佳。一般早、中、晚可各做 3 次。

注意事项：①按摩时，按、揉相结合，手法轻重适当，切勿用力过猛；②用热毛巾热敷一下鼻子也可起到立竿见影的通鼻效果，症状初步缓解后，再配合按摩上迎香，巩固疗效。

天突
缓解春季咳嗽，按揉天突

扫描二维码
观看视频

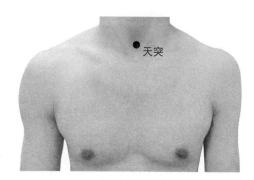

天突

天突

春季，阳气始升，万物欣欣向荣，人体气血随春生之气生生不息，正如《黄帝内经》中曰："春三月，谓之发陈，天地俱生，万物以荣。"春季的主气为风，风邪变幻无常，无孔不入，为百病之邪，此时人身体的阳气渐渐由内而外升发起来，腠理开泄，极易受风邪侵袭，诱发一些顽固疾病，比如习惯性春季咳嗽。试试按揉天突，理气宣肺，告别这种反复咳嗽的烦恼！

穴名： 中医认为胸腔呼吸自然清气，谓之天；突，为灶突之义，即农村房子上的烟囱，有直上直下、穿通之意，就如气管中气体上下出入。该穴位于胸腔之上，故命名为天突。

穴性： 天突为任脉穴位，刺激该穴位可宣肺止咳、调理气机。中医认为，咳嗽是由于肺系宣发气机的功能失调，导致呼吸出入受阻而形成的。天突处于肺与气管交界处，能够帮助肺气宣发，使得呼吸道的气机顺畅，从而减轻咳嗽症状。

正坐取穴，天突在人体前正中线上，处于胸骨上窝。

操作方法

1 **针刺法** **适应证：** 反复咳嗽、慢性咳喘、支气管炎、咽喉炎等。

操作方法： 用 φ0.25mm × 25mm 的毫针，右手持针将针快速透皮，当针尖超过胸骨柄内缘后，与颈部皮肤约呈 15°，针尖向下紧靠胸骨柄后缘，气管前缘缓缓向下刺入 0.3～0.5 寸。

注意事项： ①穴位定位一定要准确，严禁向两边偏刺，切勿损伤气管、胸膜、肺及相关大血管，若刺中气管伤及气管黏膜，可引起患者剧烈咳嗽；刺中主动脉弓等则会引起大出血，严重者导致死亡。②针刺不宜过深，中等胖瘦之人向下直刺约 0.5 寸是较安全的深度；若是瘦小之人和小孩的针刺深度应更小。③针刺为医疗技术操作，应由专业医生执行。

2 按摩法

适应证：适应上述各种症状，按摩法操作简单、方便，适合各类人群使用。

·操作方法

（1）揉法：可以示指或示指、中指并拢，点按天突，稍用力往后、往下行 45°按揉，以舒适为度；若由于受寒引起夜间喉痒干咳，可把姜片（约 2 毫米厚）置于穴位上，然后行指揉法，加强宣肺止咳的效果。

（2）揪法：可以用示指及中指指背揪天突。施术者可先用手示指、中指蘸取生姜水，进行揪法，边揪边蘸，反复数次，直至揪出痧为度。

注意事项：①推拿治疗轻型咳喘、支气管炎等疗效较好，对于中重度的咳喘或伴有感染者，应结合药物综合治疗；②按揉天突时，避免用力过度刺激喉部，引起恶心、呕吐等不适；③按揉时，可以一边按摩，一边做吞咽动作，配合呼吸，将唾液吞咽下去，既可以增强按揉刺激的强度，也可以通过吞咽唾液缓解咽喉处的干痒症状；④若天突有皮肤破损（如烫伤、烧伤）或皮肤病（湿疹、脓肿）者不宜使用指揉法和揪法，避免局部感染。

3 艾灸法

适应证：因受寒引起的夜间喉痒干咳、咳喘。

操作方法：行隔姜灸。取直径约 3 厘米，厚约

0.3厘米的新鲜生姜一片，中间针刺数孔，将其放置于天突上，再将艾炷放于姜片上，点燃施灸，艾炷燃尽时再灸，每次灸5壮，以皮肤红晕不起水疱为度。

注意事项：①特殊过敏体质如对生姜、艾叶过敏者，穴位皮肤存在破损或感染，禁用隔姜灸；②在治疗期间，若受试者感到灼热难忍，要及时告诉操作者；若出现瘙痒、微痛等不适时切勿用手挠抓。

4

穴位贴敷
——天灸

适应证：适合上述各种症状。可在每年三伏天时，至当地中医医院行天灸疗法，加强温阳固卫的效果。

操作方法：用天灸专用敷贴贴于天突即可。

注意事项：①孕妇、发热患者、皮肤对药物特别敏感的人禁用天灸。②治疗期间，患者局部皮肤出现红晕、轻度红肿、小水疱、轻度热痛感属正常现象；若出现皮肤严重过敏、大水疱、溃烂、皮肤过敏、发热等不良反应，及时去医院就诊。③贴药当日不宜饮酒，不食用辛辣、海鲜、蘑菇、牛肉等易致化脓的食物，避免进食生冷及进行冷水浴。

大椎
小小穴位功效大，夏季养阳防咳喘

扫描二维码
观 看 视 频

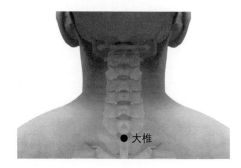

● 大椎

大椎

　　咳喘是日常生活中常见的病症之一，包括支气管哮喘、支气管炎、慢性咳嗽等，常见于一些幼儿和老年人，由于素体虚弱，每当天气变化，寒邪侵袭肺系，痰阻气道，肺失宣降，诱发咳喘。朱丹溪曰："未发以扶正气，既发以攻邪气为急。"要防治这种与天气相关的病症，我们应顺应天时，在春夏阳气渐旺时，调养阳气，从而调整阴阳，增强身体的抗病能力。那如何调养阳气呢？来试试按摩大椎吧！

　　穴名：大，古义与泰相通，含极大之意；古人认为，第7颈椎为脊椎之长，是脊椎在体表标志中最突出的地方，故名为大椎。

　　穴性：大椎为督脉的穴位，是督脉与手足三阳经交会之处，刺激该穴位有益阳固卫、疏风解表之功。中医学认为，夏至是一年之中阳气最旺盛的时期，对于容易在秋冬季节受凉发病的咳嗽、哮喘等虚寒病症，可以顺应天时，在夏至后的三伏天中选用补阳的穴位进行调理，能起到事半功倍的治未病效果。大椎作为阳经的汇合点，是人体阳气最盛的地方，刺激该穴位能够调益阳气，协助人体祛除体内风寒之邪，增强人的抗病能力。

取穴法

正坐取穴，当人低头时，于颈部后正中线可摸到最高突的椎骨，并可随脖子转动，是为第7颈椎，其下方凹陷处即是大椎。

操作方法

1 针刺法

适应证：恶寒发热、咳嗽气喘、颈椎病等。

操作方法：行指切进针法。用 φ0.25mm × 40mm 的毫针，左手拇指或示指端切按在大椎旁，右手持针将针向上斜刺入大椎 0.5～1.0 寸，针刺后可留针 20～30 分钟。

注意事项：①大椎不宜针刺过深，过深容易刺中脊髓，可出现肢体的剧烈疼痛、肌束颤动、高位截瘫甚至死亡。②应避免饥饿、劳累及大汗后针刺；孕妇及幼儿不宜针刺，可改为按摩法。③针刺为医疗技术操作，应由专业医生执行。

2 **按摩法** 适应证：受凉致咳嗽气喘、颈椎病等。按摩法操作简单、方便，适合各类人群使用。

操作方法：行指推法。可用拇指指腹或拇指桡侧缘附着于大椎，单方向挤压、推动颈部，力度适中，以皮肤潮红为度，每次 10 分钟，每日行 1~2 次即可。

注意事项：①受术部位可涂少许油性介质，以利于手法操作和保护皮肤；②指推法要行直线运动，全程紧贴皮肤，用力均匀；③指推法后皮肤微微有发热感，为正常现象，注意室内温度，避免受凉。

3 **艾灸法** 适应证：阳虚型人群，如对天气转凉特别敏感，容易感冒、咳嗽，或者平素不耐生冷饮食，四肢末端偏凉者。阳虚症状较轻者可选用艾条，阳虚症状明显者可选用隔姜灸。

操作方法

（1）艾条灸：将艾条点着，右手持艾条距离穴位皮肤 3~5 厘米处固定悬灸，左手垂直于穴位旁边感觉温度以调节艾条距离，以感觉温和为度。每次艾灸 15~20 分钟，以局部皮肤微微潮红即可。艾灸过程中出现喜热、热感扩散整个背部，均为正常现象；如能继续艾灸至上述灸感消失，艾灸效果更佳！

（2）隔姜灸：准备姜片，取适当大小的生姜切成直径 2~3 厘米、厚 3~4 毫米的类圆形，用牙签扎 5~9 个小孔，可助灸热下传。艾灸时须取俯卧位，暴露穴位皮肤，将准备好的姜片平置于穴位上，放置大小适中的艾炷（艾炷底径不能超出姜片），点燃施灸。艾灸以感觉温热、舒适为度。如感觉灼热或刺痛，则将姜片稍提起片刻，然后重新放置于穴位上，如此反复至艾灸结束；或将姜片向上或向下小幅度平移，以保持温热感持续渗透。隔姜灸一般艾灸 3~5 壮/次（1 个艾炷为 1 壮）。

注意事项：①艾灸法应避免饥饿、劳累时操作；②每日艾灸 1~2 次为度，不宜过频；③如果穴位皮肤存在破损或感染，禁止艾灸；④艾灸时可在旁边放置一盛水器皿以放艾灰及熄灭艾条用，必须注意避免烫伤及用火安全；⑤如艾灸后出现口干舌燥、咽喉干痛等不适，可饮用适量温热的淡盐水。

4
穴位贴敷
——天灸

适应证：适合上述各种症状。可在每年三伏天时，至当地中医院行天灸疗法，加强温阳固卫的效果。

操作方法：用天灸专用敷贴贴于大椎即可。

注意事项：①孕妇、发热患者、皮肤对药物特别敏感的人群禁用天灸。②治疗期间，患者局部皮肤出现红晕、轻度红肿、小水疱、轻度热痛感属正常现象；若出现皮肤严重过敏、大水疱、溃烂、皮肤过敏、发热等不良反应，及时医院就诊。③贴药当日不宜饮酒，不食用辛辣、海鲜、蘑菇、牛肉等易致化脓的食物，避免进食生冷及进行冷水浴。

肺俞
遭遇秋老虎，按揉肺俞防阴暑

扫描二维码
观看视频

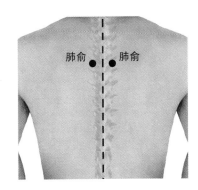

肺俞

　　立秋意味着秋天的开始。立秋之后，天气逐渐凉爽，散去暑气，带来一丝清凉。但由于白天日照仍然强烈，午后太阳暴晒，暑热仍未完全消退，早晚的温差逐渐变大，正是秋老虎肆虐之际。立秋后的天气由热转凉，阳气渐收，阴气渐长，由阳盛逐渐转变为阴盛，人体的代谢也会出现阳消阴长的过渡，人们应遵循"使志安宁，以缓秋刑，收敛神气，使秋气平；无外其志，使肺气清，此秋气应，养收之道也"的秋季养生原则。若违背自然规律，天气乍寒乍热，稍不注意，因暑热而外感风寒以致阴邪遏制阳气而发病，诱发阴暑，出现发热恶寒、头痛无汗、全身肌肉酸痛等表现。这时应按肺俞，增强肺气的防护功能，可抵御秋老虎！

穴名：《淮南子·精神训》中言"肺为气"，肺主人体一身之气；该穴为肺在背部的俞穴，能够通彻肺气，故名肺俞。

穴性：肺俞是足太阳膀胱经上的穴位，刺激该穴位有防风固表、宣肺利湿之效。中医认为立秋后为长夏季节，周围环境湿气偏盛。如果不慎受凉，风寒之邪则容易挟湿气侵犯人体，引起发热、全身酸痛、恶心呕吐等阴暑证。刺激肺俞能够增强肺气的固表作用，防止风邪入侵人体，且能宣发肺气，使得人体内的湿气通过呼吸或汗液排出，从而治疗阴暑病证，抵御秋老虎！

取穴法

患者正坐位，在上背部取穴，位于第 3 胸椎棘突下（低头时可于颈后正中线摸到最高突的椎骨，并可随颈部左右转动，是为第 7 颈椎，往下循摸，数 3 个凸起骨头，即是第 3 胸椎棘突），旁开 1.5 寸。

操作方法

1 针刺法 适应证：暑热季节因风寒邪气侵袭机体，出现咳嗽、头晕胸闷、恶心呕吐、全身酸痛的阴暑证。

操作方法：行指切进针法。用 φ0.25mm × 40mm 的毫针，左手拇指或示指端切按在穴位旁，右手持针将针向脊柱方向斜刺入肺俞 0.5～0.8 寸，针刺后可留针 20～30 分钟。

注意事项：①肺俞的深层解剖结构为肺，切不可深刺；尤其是对肺气肿患者进行针刺时，宁浅勿深，切忌提插行针，以免针入胸腔伤肺造成气胸。②针刺肺俞期间，患者若出现心慌、烦躁、呼吸困难加重等症状，应首先考虑到气胸，立即采取应急措施。③针刺为医疗技术操作，应由专业医生执行。

2 **按摩法**　适应证：适合上述各种症状。

操作方法

（1）指揉法：患者取坐位或俯卧位，用拇指指腹着力于穴位，做轻柔、缓和的回旋揉动，并带动皮下组织一起揉动，微有酸胀感为度，每次10~15分钟。

（2）拍法：手握空拳，轻轻叩拍肺俞，每次约5分钟。

注意事项：叩拍肺俞时不可手握实拳或叩击太过用力，以免刺激胸腔或者肺部。

3 **艾灸法**　适应证：适合上述各种症状。

操作方法：行艾条灸。将艾条点着，右手持艾条距离穴位皮肤3~5厘米处固定悬灸，左手垂直于穴位旁边感觉温度以调节艾条距离，以感觉温和为度。每次艾灸 15~20 分钟，以局部皮肤微微潮红即可。艾灸过程中出现喜热、热感扩散整个背部，均为正常现象；如能继续艾灸至上述灸感消失，艾灸效果更佳！

注意事项：①空腹、过饱、酒醉、极度劳累者不宜施展艾灸；穴位皮肤若存在破损或感染，禁止艾灸。②施灸时，辅助手应紧贴患者施灸部位附近，如温度过高，应及时抬高艾条，以免烫伤患者皮肤。③施灸后半小时内，不可以用冷水洗手、洗脸、洗澡；艾灸完毕，全身毛孔打开，容易受凉。④防止晕灸，患者出现晕灸后，要立即停灸，并躺下静卧。⑤如艾灸后出现口干舌燥、咽喉干痛等不适，可饮用适量温热的淡盐水。

风池
用好风池，帮您防治冬季感冒

扫描二维码
观看视频

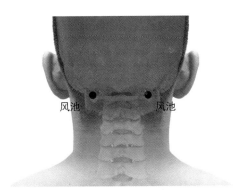

风池

霜降是秋季的最后一个节气，霜降之后天气逐渐变冷，露水凝结成霜。俗话说"一场秋雨一场寒"，空气中既有湿气弥漫，又有风寒侵袭，自然景象一派萧瑟，引发人们的抑郁情绪，身体防御功能也随之减弱。此时秋季贼风乘虚而入，造成全身肌肉酸痛、疲乏无力、鼻塞流涕等。要想疏风驱寒，做好冬季感冒防治，不妨用风池！

穴名： 风，广义为中医学的外感病邪；该穴位为邪气进入体内的地方，亦为祛邪外出的通路，且穴位在颈后凹陷如池之处，故名风池。

穴性： 风池为足少阳胆经腧穴，刺激该穴位有疏风解表、清头开窍之功。中医学认为，风为百病之长，挟寒邪则易袭肌表，引起相应的外感。故可刺激风池以疏风驱寒、解肌表，缓解鼻塞、流涕、咽痒、咳嗽等症。且颈后部为人体阳气通行的重要通路，刺激风池能够通利清阳之气，从而起到清头目、止头痛的作用。

取穴法

在颈后发际线上 1 寸旁开，当胸锁乳突肌与斜方肌上端之间凹陷处。简易取穴，即耳根下后方可触及一骨性凸起为乳突，其上在转动颈部时有肌肉凸起，为胸锁乳突肌；该肌肉后的凹陷，平发际线上 1 寸处为风池。

操作方法

1

针刺法　适应证：风寒感冒引起的肌肉酸痛、鼻塞流涕、咽痒咳嗽、头痛不适等症状。

操作方法：行指切进针法。用 φ0.25mm × 40mm 的毫针，左手拇指或示指端切按在穴位旁，右手持针将针朝鼻尖方向斜刺入风池 0.5～1.0 寸，针刺后可留针 20～30 分钟。

注意事项：①风池深部分布着枕动脉、静脉分支，内侧中间为延髓，严格按照进针的角度和深度，切不可向内上方深刺，否则刺伤延髓可危及患者生命；若患者出现休克或呼吸、心搏骤停等表现时，应立即拔针，进行心肺复苏。②针刺风池的深度应因人因病而异，体形瘦小者针刺深度应较浅，体形肥胖者针刺深度相对较深；病浅者可刺 0.5 寸，病深者可刺 1.0 寸。③针刺为医疗技术操作，应由专业医生执行。

2 按摩法

适应证：适合上述各种症状。按摩法操作简单、方便，适合各类人群使用。

操作方法：行指揉法。双手拇指分别置于同侧风池，其余四指伸直辅助固定头部，拇指力度由轻至重缓慢加力按揉，微有酸胀感为度，每次 10~15 分钟，若有身体发热微微出汗，可立即感到轻松，鼻子通气，头痛消失，此时为最佳。每日可行多次。

注意事项：按摩时力度要由轻到重，逐渐加力至有酸胀感为度，用力不及则穴位刺激量不足，骤然用力则易导致头部疼痛。

3 艾灸法

适应证：因风寒感冒等引起的一系列症状，特别以鼻痒、流清涕明显者，效果甚佳。

操作方法：行艾条灸。将艾条点着，右手持艾条距离穴位皮肤 3~5 厘米处固定悬灸，左手成掌置于穴位旁边感觉温度以调节艾条距离，以感觉温和为度。每次艾灸 15~20 分钟，以局部皮肤微微潮红即可。艾灸过程中若出现喜热、热感直透头部或颈胸部，均为正常现象。

注意事项：①艾灸法应避免饥饿、劳累时操作；②每日艾灸 1~2 次为度，不宜过频；③如果穴位皮肤存在破损或感染，禁止艾灸；④艾灸时可在旁边放置一盛水器皿以放艾灰及熄灭艾条用，必须注意避免烫伤及用火安全；⑤如艾灸后出现口干舌燥、咽喉干痛等不适，可饮用适量温热的淡盐水。

丰隆
化痰妙穴，帮您宽胸利咽

扫描二维码
观 看 视 频

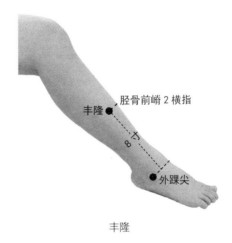

丰隆

胫骨前嵴2横指

丰隆

外踝尖

　　俗话说得好，"三九补一冬，来年无病痛。"冬季是一年中气候最寒冷的季节，万物静谧闭藏以度冬，人体气血亦随冬藏之气而潜藏，宜摄取补阴潜阳的膳食。那所有人都适合在冬季进补吗？随意进补又会造成什么后果呢？冬季进补虽是好事，但若随意进补，不顾脾胃运化功能，过食肥甘厚腻，只进不出，又会碍滞脾胃，聚湿生痰，痰聚于肺，引起咽喉痰多，甚至胸闷气滞不适。此时生痰的根本在于脾，表现于肺，要化痰祛湿，必须健脾化痰，丰隆当仁不让！

穴名：《离骚》中曰："吾令丰隆乘云兮"，丰隆是雷神的意思；另外，丰隆亦有丰满之意。该穴位于小腿前肌肉丰满处，有如雷神行雨、洗刷大地后的清明之意，故名丰隆。

穴性：丰隆为足阳明胃经的络穴，刺激该穴位有化痰行滞、宽胸理气之功。中医学认为，脾胃为生痰之源。肥甘厚腻容易阻碍脾胃气机的运化，导致痰湿积聚。痰湿过多，则会阻碍胸膈气机，导致咽喉痰多，甚至呼吸不顺、胸中憋闷不适。丰隆是脾胃两经交络之处，一穴调两经，健运脾胃而化痰湿、升清阳，让人呼吸顺畅、咽喉爽利！

取穴法

小腿前取穴。在外踝最高点往上 8 寸，距离小腿胫骨外侧 2 横指处。（腘窝横纹到外踝最高点的长度定为 16 寸，取一半则为 8 寸；1 横指，即中指靠近手掌的指间关节横纹长度。）

操作方法

1 **针刺法** 适应证：痰湿体质人群，如经常咳嗽多痰，呼吸不顺，甚至胸中憋闷者；或是长期精神不济、头脑昏沉者；或是长时间不进食也不觉饥饿，甚至恶心欲吐者。

操作方法：行指切进针法。用 φ0.25mm×40mm 的毫针，左手拇指或示指端切按在穴位旁，右手持针垂直刺入丰隆 0.5～1.0 寸，刺入后可行提插泻法，每 5 分钟 1 次，可留针 20～30 分钟。

注意事项：①针刺深度须根据人的年龄、胖瘦而定，成年人体形偏胖的可针刺 0.5～1.5 寸，体形偏瘦则以 0.5～1.0 寸为度。②应避免饥饿、劳累及大汗出后针刺；孕妇不宜针刺；幼儿不适宜针刺，可改按摩法。③针刺为医疗技术操作，应由专业医生执行。

2 按摩法

适应证：适合上述各种症状。按摩法简单、方便，适合各类人群使用。

操作方法：行按揉法。腿伸直，以同侧手拇指置于穴位上，其余四指置于小腿后外侧固定，拇指指腹垂直向下按压一定深度后使用揉法，以有酸胀感为度。用力时要由轻到重，稳而持续，使刺激感觉充分达到机体深部组织，结束时逐渐递减按压力量。每次可按揉 5～10 分钟，每日可行多次。

注意事项：①按摩时，要注意顺序，用力要由轻到重，再逐渐减轻而结束，不可突然用力；②急性炎症及任何部位的脓肿、各种皮肤病、开放性损伤、新鲜骨折和关节脱位以及急性软组织损伤的早期均不宜按摩。

3 艾灸法

适应证: 痰湿体质人群。

操作方法: 行艾条灸。将艾条点着，右手持艾条距离穴位皮肤 3~5 厘米处固定悬灸，左手成掌置于穴位旁边感觉温度以调节艾条距离，以感觉温和为度。每次艾灸 15~20 分钟，以局部皮肤微微潮红即可。艾灸过程中若出现喜热、沿经络循行传热，均为正常现象。

注意事项: ①艾灸时，及时将艾灰弹出，注意艾条与皮肤的间距，以免烫伤或引发其他不良事件。②若不慎烫伤，水疱较小时令其自行愈合，但须注意保护伤口，防止破裂；若水疱较大时，由医护人员给予相应的处理，保持伤口清洁，防止感染。③注意保暖。④如艾灸后出现口干舌燥、咽喉干痛等不适，可饮用适量温热的淡盐水。

4 穴位贴敷

适应证: 适合上述各种症状。

操作方法: 把鲜甘草或大蒜捣烂，外敷在此穴上；也可捣碎白芥子，配上面粉调成糊状贴敷在穴位上。

　　注意事项：①皮肤对药物特别敏感的人群慎用；
②慎用其他辛辣刺激的药物作为贴敷药物；③局
部皮肤破损的患者禁用穴位贴敷。

3

第三章

脾胃消化类

中脘
雨水节气多寒湿，中脘健运助脾胃

扫描二维码
观 看 视 频

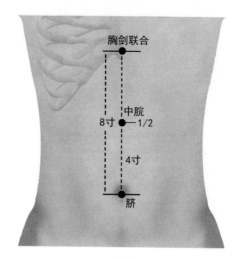

胸剑联合

中脘
8寸 —— 1/2

4寸

脐

中脘

　　雨水过后，大自然中的阳气从土地里面往上冒出来，和寒气交汇，降雪减少、雨水渐多，使得空气之中充满潮湿之气。正如《月令七十二候集解》中云："东风既解冻，则散而为雨。"在这种寒湿气候的影响下，人体内也会因寒湿偏盛而出现疲倦、食欲减退、肌肉酸痛等表现。如果寒湿病邪不能正常排出体外，则会加重脾胃的负担，减弱脾胃正常的吸收、排泄功能，而致口中异味、不欲饮食、大便溏黏不尽等症状。要应对寒湿的雨水气候，可刺激中脘，以健运脾胃、促进寒湿病邪的排出。

穴名：脘，是古代胃囊的别称。古人认为胃是在肚脐上、胸腔下，这个穴位刚好处于胃的中间，所以名为中脘。

穴性：中脘是胃经的募穴，亦是六腑之会。中医认为刺激该穴位能够健运脾胃、通调六腑，助脾胃清利水湿、顺气降浊。日常所说舌苔厚腻、食不知味、大便黏腻不畅、口气异味、食不消化，皆与湿困脾胃、运化不利有一定关系。按摩中脘，可以帮助脾胃消化，提高胃肠的吸收功能，对小儿厌食的改善也有帮助。

取穴法

中脘在腹部正中线上，肚脐上 4 寸，是沿着两侧肋弓往上的交点（人体胸骨与剑突的结合部位）与肚脐连线的中点。

操作方法

1

针刺法 适应证：食欲减退、消化不良，兼有明显腹部胀痛。

操作方法：行舒张进针法。用 φ0.25mm × 40mm 的毫针，左手示指、中指舒张固定中脘局部皮肤，右手持针在中脘垂直进针 0.5～1.0 寸，以穴区有麻胀感为度。针刺后可留针 20～30 分钟。

注意事项：①针刺时缓慢进针，如出现刺痛感时须退出针体少许；若仍有刺痛，则立刻出针，并用示指轻揉中脘至痛感缓解。②针刺深度须根据人的年龄、胖瘦而定，成年人体形偏胖的可针刺至 0.5~1.5 寸，体形偏瘦则以 0.3~0.5 寸为度；若为儿童针刺，则根据胖瘦，以 0.3~0.5 寸为度；体形异常消瘦、腹部触及明显动脉搏动的人，不宜针刺，可选用按摩法或艾灸法。③应避免饥饿、劳累及大汗出后针刺；孕妇不宜针刺；幼儿不适宜针刺，可改按摩法。④针刺为医疗技术操作，应由专业医生执行。

2 按摩法

适应证：适合上述各种症状。按摩法操作简单、方便，适合各类人群使用。

操作方法：点穴和按揉相结合。操作时取坐位或平卧位，示指和中指并拢伸直成剑指，点在中脘上，顺着正常呼吸而缓慢用力下按至有酸胀感，5 个呼吸循环后，顺时针按揉 100~200下，如此重复上述点穴和按揉操作 3 个循环，是为 1 次。最佳按摩时机为饭后半小时，或睡前1 小时。

注意事项：①注意指甲不要过长，避免划伤皮肤；②按摩时力度要由轻到重，逐渐增加力度至有酸胀感为度，用力不及则穴位刺激量不足，用力骤然加重则易致疼痛、呕吐不适；③如按摩时有肠鸣、排气或打嗝，均为正常表现，继续按摩即可；④按摩后饮用适量温开水，稍作休息即可。

3 艾灸法

适应证：食欲减退、腹部胀痛、大便不畅症状明显，且平素不耐生冷食物、容易腹泻和腹部皮肤冰凉的胃寒人群。胃寒症状较轻时可选用艾条灸；胃寒症状明显则选用隔姜灸。

操作方法

（1）艾条灸：将艾条点着，右手持艾条距离穴位皮肤 3～5 厘米处固定悬灸，左手成掌置于穴位旁边感觉温度以调节艾条距离，以感觉温和为度。每次艾灸 15～20 分钟，以局部皮肤微微潮红即可。艾灸过程中若出现喜热、热感直透腰背或热感扩散整个腹部，均为正常现象；如能继续艾灸至上述灸感消失，艾灸效果更佳！

（2）隔姜灸：准备姜片，取适当大小的生姜切成直径 2～3 厘米、厚 3～4 毫米的类圆形，用牙签扎 5～9 个小孔，可助灸热下传。艾灸时须取平卧位，暴露穴位皮肤（注意室内温度，避免着凉），将准备好的姜片平置于穴位，上置大小适中的艾炷（艾炷底径不能超出姜片），点燃施灸。艾灸以感觉温热、舒适为度。如感觉灼热或刺痛，则将姜片稍提起片刻，然后重新放置于穴位上，如此反复至艾灸结束；或将姜片向上或向下小幅度平移，以保持温热感持续、渗透。隔姜灸一般艾灸3～5壮／次（1个艾炷为1壮）。

注意事项：①艾灸法应避免饥饿、劳累时操作；②每日艾灸1～2次为度，不宜过频；③如果穴位皮肤存在破损或感染，禁止艾灸；④艾灸时可在旁边放置一盛水器皿以放艾灰及熄灭艾条用，必须注意避免烫伤及用火安全；⑤如艾灸后出现口干舌燥、咽喉干痛等不适，可饮用适量温热的淡盐水。

滑肉门
春季去"膘"用滑肉门

扫描二维码
观看视频

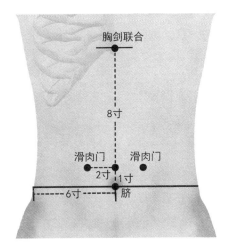

滑肉门

网络有戏谑语:"春日不减肥,夏季徒悲伤。"是说,如果不能把冬天养下的"膘"在这个时候赶快去掉,那夏天就只能伤心地面对身上的"肥肉"了。肥胖已经成为现代社会的流行病。肥胖为百病之源,肥胖是心脑血管疾病、高血脂、糖尿病等的危险因素。除"管住嘴,迈开腿"外,还可以按揉一下腹部的滑肉门去"膘"。

穴名:滑肉门是以功效命名的穴位。《说文解字》:曰"滑,利也。"滑肉门,也就是通利、滑出赘肉的地方,暗含其

"滑利通腑、消脂降浊"的作用。

穴性：滑肉门是足阳明胃经的穴位，此穴"内应腹膜油脂、外应松皮软肉"，恰好是系皮带之处。中医称肥胖者为肉人，由于饮食不节、脾胃失司、先天禀赋等原因使水湿、痰浊、膏脂壅盛于体内，形成肥胖，故用滑肉门疗之以"滑"，疏通体内壅滞之物，使得肉皮紧凑，减少腹部多余油脂。

取穴法

　　滑肉门在人体前正中线上，于肚脐上1寸，旁开2寸处取之（肚脐上1寸：以两侧肋弓向前循摸的交点到肚脐的距离为8寸，其中肚脐上占1/8的距离即是；旁开2寸：前正中线到躯干外侧水平距离为6寸，其中1/3的距离即是）。

操作方法

1　针刺法　**适应证：**单纯性肥胖患者。

　　操作方法

　　舒张进针法：用φ0.25mm×40mm的毫针，左手示指、中指舒张固定滑肉门局部皮肤，右手持针在滑肉门垂直进针0.5~1.0寸，以穴区有麻胀感为度。针刺后可留针20~30分钟。此处也可用7号注射针头中套入000号羊肠线，将羊肠线埋入滑肉门的皮下组织，起到一个持续刺激穴位的作用。

注意事项：①针刺深度须根据人的年龄、胖瘦而定。②应避免饥饿、劳累及大汗出后针刺；孕妇不宜针刺；幼儿不适宜针刺，可改按摩法。③埋线后有酸、麻、胀、痛感，可持续1~3天，应多注意休息；埋线8小时内局部严禁沾水。④埋线疗法必须严格遵守无菌操作原则，不严格的无菌操作是局部感染的重要原因，一旦出现感染，请立即到医院就诊。⑤针刺及埋线为医疗技术操作，应由专业医生执行。

2 按摩法

适应证：单纯性肥胖患者，或肩部肌肉酸痛者。

操作方法

指揉法：将中指点在滑肉门上，示指、无名指并排下按，顺着正常呼吸而缓慢用力下按至出现酸胀感，再顺时针按揉15~20分钟。可在饭后半小时或睡前操作。

注意事项：①注意指甲不要过长，避免划伤皮肤；②按摩时力度要由轻到重，逐渐增加力度至有酸胀感为度，用力不及则穴位刺激量不足，用力骤然加重则易致疼痛、呕吐不适；③如按摩时有肠鸣、排气或打嗝，均为正常表现，继续按摩即可；④按摩后饮用适量温开水，稍作休息即可。

3 **艾灸法** 适应证：单纯性肥胖患者，如生活中常说的
"喝水也会胖"，或是容易便溏、腹泻、不耐生冷
食物的人群。

操作方法：将艾条点着，右手持艾条距离穴位皮
肤 3~5 厘米处固定悬灸，左手成掌置于穴位旁边
感觉温度以调节艾条距离，以感觉温和为度。每
次艾灸 15~20 分钟，以局部皮肤微微潮红即可。
艾灸过程中会出现喜热、热感直透腰背或热感扩
散整个腹部，均为正常现象；如能继续艾灸至上
述灸感消失，艾灸效果更佳！

注意事项：①艾灸法应避免饥饿、劳累时操作；
②每日艾灸 1~2 次为度，不宜过频；③如果穴位
皮肤存在破损或感染，禁止艾灸；④艾灸时可在
旁边放置一盛水器皿以放艾灰及熄灭艾条用，必
须注意避免烫伤及用火安全；⑤如艾灸后出现口
干舌燥、咽喉干痛等不适，可饮用适量温热的淡
盐水。

4 **刮痧法** 适应证：单纯性肥胖患者。

操作方法：患者取仰卧位，充分暴露腹部，在
滑肉门涂抹适量刮痧油，用刮痧板弓背面进行直
线单方向刮拭，刮痧板方向可向刮拭方向倾斜，
角度 30°~60° 为宜，直至皮肤出痧或者潮红为度
（不强求出痧）。

注意事项：①刮痧力度根据患者的体质及耐受程度决定，刮至出痧即可；②过程中注意和患者实时交流，观察其反应，以防晕痧；③刮痧时注意保暖，刮痧后不可吹风，出痧后 30 分钟内切勿洗冷水澡；④刮痧后禁食生冷、油腻、辛辣之物，痧未褪尽之前禁止再次刮痧。

公孙
小满节气，用这个穴位养脾胃

扫描二维码
观看视频

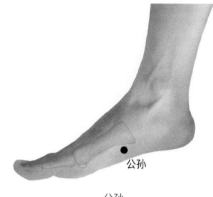

公孙

公孙

《孝经纬》曰："小满者，言物长于此，小得盈满也。"自然界中万物生长至此时已初步成熟，但只是小满，却未充盈。人体中也是阳气初聚，聚而未满。小满过后，雨水变多，天气闷热潮湿，人体容易受到湿邪的侵袭，进而产生胸闷、心悸、食欲减退、全身困乏等症状，脾喜燥恶湿，受湿邪的影响最大，因此在小满节气，应以健脾化湿为主。故小满养生，可按揉公孙健脾祛湿！

穴名：先祖与父辈可称作公，后辈为孙，以"公孙三代、繁衍不息"之意命名，因该穴为脾胃相互交络之处，能助后天生化之源。

穴性：公孙为足太阴脾经络穴，是脾胃两经交络之处，刺激该穴位有健运脾胃、益气温阳的作用。民以食为天，脾胃对食物营养的吸收是人体生命持续的重要基础。而这个吸收过程，需要脾胃阳气的正常运化。小满节气，脾胃阳气也小有盈满，但未充盈，故用公孙兼补脾胃阳气，助脾胃运化，为身体活动提供所需营养！

取穴法

在足内侧面，第一跖骨基底前下方凹陷处，赤白肉际（从蹞趾内侧后第 1 个骨性凸出，稍往后上循摸，第 2 个骨性凸起即为第一跖骨基底部）。

操作方法

1 针刺法

适应证：胃痛，呕吐，饮食不化，肠鸣，腹胀，腹痛，痢疾，泄泻；心烦失眠，嗜卧，发狂妄言；脚气，水肿。

操作方法：行单手进针法。用 φ0.25mm × 40mm 的毫针，右手持针，垂直进针 0.5～1.0 寸，以穴区有麻胀感为度，深刺可透涌泉，酸胀感可扩散至足底。针刺后可留针 20～30 分钟。

注意事项：①应避免饥饿、劳累及大汗出后针刺；②针刺为医疗技术操作，应由专业医生执行。

2 按摩法

适应证：腹胀，腹痛，胃痛，胸痛。

操作方法：行指揉法。以拇指指腹置于穴位上，其余四指展开固定于足背，拇指稍用力按揉，以微有酸胀感为度。每次可按揉 3~5 分钟，每日可行多次。

注意事项：①注意指甲不要过长，避免划破皮肤；②按摩时力度要由轻到重，逐渐增加力度至有酸胀感为度，用力不及则穴位刺激量不足，用力骤然加重则易致疼痛不适。

3 艾灸法

适应证：如多食生冷致脾胃阳气受损，出现腹痛、腹泻，则可选用艾条灸法。

操作方法：将艾条点燃置于距离穴位皮肤 3~5 厘米处悬灸约 20 分钟，可增加补益脾胃阳气的作用。每日可灸 1~2 次。

注意事项：①艾灸法应避免饥饿、劳累时操作；②每日艾灸 1~2 次为度，不宜过频；③如果穴位皮肤存在破损或感染，禁止艾灸；④艾灸时可在旁边放置一盛水器皿以放艾灰及熄灭艾条用，必须注意避免烫伤及用火安全；⑤如艾灸后出现口干舌燥、咽喉干痛等不适，可饮用适量温热的淡盐水。

梁门
消化不好？可以用这个穴位

扫描二维码
观看视频

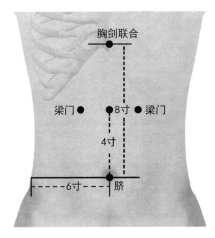

梁门

谷雨节气后，雨水较多，空气湿度大，"谷雨夏未到，冷饮莫先行"，谷雨节气后气温升高较快，有些人迫不及待地喝起冷饮来，容易损伤脾胃，导致湿邪阻滞脾胃，引起消化不良。要健运脾胃，帮助消化，不妨试试腹部的梁门！

穴名：梁，通粮，为粮食之意；门，为出入之处。该穴位于腹部，能够帮助胃中食物消化排泄，故名梁门。

穴性：梁门为足阳明胃经腧穴，刺激该穴位有消食开胃、行气通腑之功。中医学认为胃主受纳、腐熟水谷，以通降为顺。如果体内湿邪阻滞，或者饮食过度，则加重胃的负担，使水谷不能消磨、通降受阻，从而引起腹胀、不欲饮食，甚至恶心呕吐、口中异味等症。因此，常按梁门，可以帮助消食开胃，为人体提供满满活力！

取穴法

腹部取穴，两侧肋弓往上循行的交点与肚脐连线的一半长度定为4寸，其旁开2寸即为梁门（前正中线距离身体外侧为6寸，水平分为3等份，内侧1等份即为2寸）。

操作方法

1 针刺法　适应证：呕吐，呃逆，胃痛，纳呆；腹胀，肠鸣，泄泻，完谷不化。

操作方法：行舒张进针法。用 φ0.25mm × 40mm 的毫针，左手示指、中指舒张固定梁门局部皮肤，右手持针在梁门垂直进针 0.8 ~ 1.2 寸，以穴区有麻胀感为度。针刺后可留针 20 ~ 30 分钟。

注意事项：①过饱者、孕妇禁针，肝脾肿大者慎针或禁针，不宜做大幅度提插；②针刺为医疗技术操作，应由专业医生执行。

2 按摩法

适应证: 胃痛, 呕吐, 消化不良。

操作方法: 行指揉法。双手微握拳, 拇指指腹置于穴位上, 稍用力按揉, 以微有酸胀感为度, 每次可按揉 5~10 分钟, 每日可行多次。

注意事项: ①注意指甲不要过长, 避免划伤皮肤; ②按摩时力度要由轻到重, 逐渐增加力度至有酸胀感为度, 用力不及则穴位刺激量不足, 用力骤然加重则易致疼痛、呕吐不适; ③如按摩时有肠鸣、排气或打嗝, 均为正常表现, 继续按摩即可; ④按摩后饮用适量温开水, 稍作休息即可。

3 艾灸法

适应证: 对于平素胃肠不耐生冷, 舌苔偏白的人群, 可以选择艾条悬灸。

操作方法: 操作时注意艾条与穴位皮肤距离 3~5 厘米, 以皮肤感觉温和为度。每次灸约 20 分钟, 每日可行 1~2 次。

注意事项: ①艾灸法应避免饥饿、劳累时操作; ②每日艾灸 1~2 次为度, 不宜过频; ③如果穴位皮肤存在破损或感染, 禁止艾灸; ④艾灸时可在旁边放置一盛水器皿以放艾灰及熄灭艾条用, 必须注意避免烫伤及用火安全; ⑤如艾灸后出现口干舌燥、咽喉干痛等不适, 可饮用适量温热的淡盐水。

梁丘
夏日贪凉易腹痛，梁丘止痛有奇功

扫描二维码
观看视频

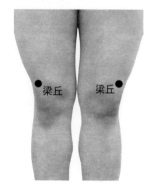

梁丘

　　大暑节气，如《遵生八笺》中云："此时阴气内伏，暑毒外蒸。"暑邪当道，易耗气伤津，暑多夹湿，困于暑湿人可出现肢体困重倦怠、胸闷呕吐、腹胀便溏等。《黄帝内经》中云："暑则皮肤缓而腠理开。贼风邪气因得以入乎?"天气炎热，人体阳气外浮，汗孔开张，最容易受到寒气的侵扰。若贪凉饮冷，则更易损伤脾胃阳气，加之暑湿熏蒸，则容易引起腹痛、泄泻等。若遇上这类急性腹痛，不妨按揉梁丘，顾护人的肠胃。

　　穴名：梁，通粮，指粮食；丘，即丘陵。该穴位于大腿下端凸起部位，刺激该穴位能够治疗饮食不节导致的相关病症，故名梁丘。

穴性：梁丘为足阳明胃经的郄穴，刺激该穴位有行气祛湿、和胃止痛之功。中医学认为夏季暑热，阳气浮越在外，人体内阴气偏盛，若过食寒凉之品，容易损伤脾胃阳气，加重脾胃湿邪，导致腹部疼痛、泄泻等。按揉梁丘，可调益胃中阳气、通利胃肠湿邪，促使寒湿邪气排出体外，缓解腹部不适。

取穴法

屈膝取穴，在髌骨外上缘直上 2 寸，按之稍凹陷处。

快速取穴，取坐位，下肢用力蹬直，髌骨外上缘上方凹陷正中处即是梁丘。

操作方法

1 针刺法

适应证：急性胃痛，腹泻；乳痈，乳痛；下肢不遂，膝肿痛，不可屈伸。

操作方法：行单手进针法。直刺 1.0～1.2 寸，以局部酸胀感为度，针刺感可扩散至膝关节。针刺后可留针 20～30 分钟，急性胃痛者可加用电针。

注意事项：①梁丘不可刺激过强，以免损伤肌肉、筋膜，可出现肢体的剧烈疼痛、肌肉抽搐；②应避免饥饿、劳累及大汗出后针刺；③针刺为医疗技术操作，应由专业医生执行。

2 **按摩法** 适应证：梁丘治疗急性病效果好。如急性胃炎、肠胃炎、突发乳痛，或者突然膝盖痛。

操作方法：行指揉法。将同侧拇指置于穴位上，以适中力度向下按揉，使得穴位局部出现轻微的酸痛、发胀。按揉时间不限，以疼痛缓解为度。

注意事项：①注意指甲不要过长，避免划伤皮肤；②按摩时力度要由轻到重，逐渐增加力度至有酸胀感为度，用力不及则穴位刺激量不足，用力骤然加重则易致疼痛不适。

3 **艾灸法** 适应证：急性胃痛，膝痛。

操作方法：将艾条点燃，置于距离穴位皮肤3～5厘米处，固定悬灸 20～30 分钟，以皮肤微微潮红为度。

注意事项：①艾灸法应避免饥饿、劳累时操作；②每日艾灸 1～2 次为度，不宜过频；③如果穴位皮肤存在破损或感染，禁止艾灸；④艾灸时可在旁边放置一盛水器皿以放艾灰及熄灭艾条用，必须注意避免烫伤及用火安全；⑤如艾灸后出现口干舌燥、咽喉干痛等不适，可饮用适量温热的淡盐水。

大横
冬季进补易腹胀？可用这个穴位解决

扫描二维码
观看视频

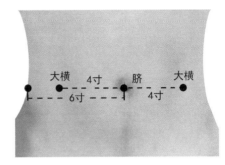

大横

冬季进补，很多人都会选用温补滋腻的食品，如果稍不注意，过量进补则容易引起腹胀、积食。办公室一族有两大烦恼：久坐不动，胃肠功能减弱，容易便秘；久坐者腹部赘肉多。要是遇见这些情况，可以利用腹部的大横来解决！

穴名： 本穴位在肚脐旁，内应横行的结肠，故名大横；或说该穴位于脐旁大横纹中，故名之。

穴性： 大横为足太阴脾经腧穴，刺激该穴位有通调肠胃之功。中医学认为，脾气宜升，胃气宜降，升降运化得宜则消化、吸收功能正常。冬季气温寒冷，人体活动量减少，胃肠蠕动减慢。如果不节制而过食补益、滋腻之品，容易阻碍脾胃运化，出现腹胀、积食，甚至长时间胃肠不通而出现便秘。刺激大横可以调理脾胃消化吸收功能，又可通利大肠、促进排泄，让冬季进补更加顺利！

取穴法

平卧或坐位取穴，肚脐旁开 4 寸，即以肚脐为中心划一条水平线，将肚脐到腹部边缘平均分为 3 等分，外 1/3 与中 1/3 的交点即为大横。

操作方法 |

1 针刺法

适应证：腹痛，腹泻，便秘，打嗝。

操作方法：行舒张进针法。用 φ0.25mm×40mm 或 φ0.25mm×50mm 的毫针，左手示指、中指舒张以固定中脘局部皮肤，右手持针在中脘垂直进针 1.0～2.0 寸，以穴区有麻胀感为度。针刺后可留针 20～30 分钟。

注意事项：①针刺时缓慢进针，如出现刺痛感时须退出针体少许；若仍有刺痛，则立刻出针，并用示指轻揉大横至痛感缓解。②针刺深度须根据人的年龄、胖瘦而定，成年人体形偏胖的可针刺 1.0～2.0 寸，体形偏瘦则以 0.5～1.0 寸为度；若为幼儿针刺，则根据胖瘦，以 0.3～0.5 寸为度；体形异常消瘦、腹部可触及明显动脉搏动的人，不宜针刺，可选用按摩法或艾灸法。③应避免饥饿、劳累及大汗出后针刺；孕妇不宜针刺；婴儿不适宜针刺，可改按摩法。④针刺为医疗技术操作，应由专业医生执行。

2 按摩法

适应证：适合上述各种症状。按摩法操作简单、方便，适合各类人群使用。

操作方法

（1）指揉法：拇指置于穴位上，其余四指微握拳，稍用力旋转按揉，以穴位局部微有酸胀感为度。每次可行 5~10 分钟，每日可行 2~3 次。治疗便秘时，按揉大横后，可配合摩腹以加强疗效。

（2）拿捏法：治疗腹痛时行拿捏法。患者取平卧位，屈膝，双手拇指与示指、中指的指腹或拇指与其余四指相对捏住大横部位的肌肉，进行 3~5 分钟，提捏 20 次 /min。

注意事项：①注意指甲不要过长，避免划伤皮肤；②按摩时力度要由轻到重，逐渐增加力度至有酸胀感为度，用力不及则穴位刺激量不足，用力骤然加重则易致疼痛、呕吐不适；③如按摩时有肠鸣、排气或打嗝，均为正常表现，继续按摩即可；④按摩后饮用适量温开水，稍作休息即可。

3 艾灸法

适应证: 腹痛、腹胀、腹泻、痛经，痛经可选择隔药灸，寒性腹痛且疼痛较甚者可选择温针灸。

操作方法

（1）艾条灸：将艾条点着，右手持艾条距离穴位皮肤 3～5 厘米处固定悬灸，左手成掌置于穴位旁边感觉温度以调节艾条距离，以感觉温和为度。每次艾灸 15～20 分钟，以局部皮肤微微潮红即可。艾灸过程中会出现喜热、热感直透腰背或热感扩散整个腹部，均为正常现象；如能继续艾灸至上述灸感消失，艾灸效果更佳！

（2）隔药灸：方药组成有吴茱萸、生白芍、乳香、没药、醋元胡、冰片、生五灵脂等，将上述配方用超微粉碎机粉碎，装瓶密封备用。

操作方法：患者取仰卧位，充分暴露腹部，用 75% 的酒精常规消毒大横（每次在单侧大横上施灸，左右交替使用），将药粉用温水调制成药饼（直径 2 厘米，高 2 厘米），将大艾炷（直径约 1.5 厘米，高约 2.0 厘米）置于药饼上施灸，灸至局部潮红，以有舒适感为度，一般每次施灸 3～5 壮。

（3）温针灸：大横针刺得气后，在留针过程中，取长约 2 厘米的艾条套在针柄上，艾条距离皮肤 2～3 厘米，要在皮肤上放一硬纸片以防烫伤，再从艾条下端点燃施灸。每次可灸 2～3 壮。

注意事项：①艾灸法应避免饥饿、劳累时操作；②每日艾灸 1～2 次为度，不宜过频；③如果穴位皮肤存在破损或感染，禁止艾灸；④艾灸时可在旁边放置一盛水器皿以放艾灰及熄灭艾条用，必须注意避免烫伤及用火安全；⑤如艾灸后出现口干舌燥、咽喉干痛等不适，可饮用适量温热的淡盐水；⑥温针灸当由专业医生执行。

建里
胃中不和、寝食难安？可以用这个穴位

扫描二维码
观看视频

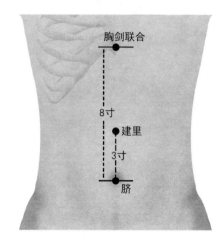

建里

夏季是脾胃疾病高发的季节，夏季天气炎热，人们贪凉饮冷，容易损伤脾胃；湿邪困阻脾胃，常见胃中隐痛、嗳气反酸，甚至胃胀不舒、辗转反侧不能安睡。遇见这种情况，可以按按腹部的建里，帮助缓解不适！

穴名：《说文解字》曰："里，居也。"里指居室、乡里。该穴位用于治疗胃中不安诸症，犹如建造居室，使人安定，故名建里。

穴性：建里是任脉腧穴，刺激该穴位有和胃降逆、行气止

痛的作用。中医学认为，胃不和则卧不安。所谓胃不和，多是由于饮食不节，脾胃消化、吸收功能失调，导致食物碍滞于内，出现胃脘胀满、嗳气反酸等胃气上逆的症状，影响睡眠。建里位于腹部，按揉该穴位可以直接刺激胃肠蠕动，促进食物消化、排空，则胃胀消除、气和心舒，自然食而知味、寝而心安。

取穴法

在上腹部取穴，人体前正中线上，肚脐上 3 寸（可以一夫指法取 3 寸，即示指、中指、无名指及小指并拢，以中指中节横纹为标准，其四指的宽度为 3 寸）。

操作方法

1 针刺法 适应证：胃脘疼痛，呕吐，食欲减退，腹胀，腹中切痛，肠鸣；真心痛，胸闷，水肿。

操作方法：行舒张进针法。用 φ0.25mm×40mm 的毫针，左手示指、中指舒张以固定建里局部皮肤，右手持针在建里垂直进针 1.0～1.5 寸，以穴区有麻胀感为度。针刺后可留针 20～30 分钟。

注意事项：①针刺时缓慢进针，如出现刺痛感时须退出针体少许；若仍有刺痛，则立刻出针，并用示指轻揉建里至痛感缓解。②针刺深度须根据人的年龄、胖瘦而定，成年人体形偏胖的可针刺

1.0~1.5 寸，体形偏瘦则以 0.5~1.0 寸为度；若为幼儿针刺，则根据胖瘦，以 0.3~0.5 寸为度；体形异常消瘦、腹部可触及明显动脉搏动的人，不宜针刺，可选用按摩法或艾灸法。③应避免饥饿、劳累及大汗出后针刺；孕妇不宜针刺；婴儿不适宜针刺，可改按摩法。④针刺为医疗技术操作，应由专业医生执行。

2 按摩法

适应证：胃痛、食欲减退、腹痛。

操作方法：行指揉法。将拇指指腹置于穴位上，其余四指微握拳，拇指稍用力顺时针按揉，以微觉酸胀为度。每次按揉约 5 分钟，每日可行多次。

注意事项：①注意指甲不要过长，避免划伤皮肤；②按摩时力度要由轻到重，逐渐增加力度至有酸胀感为度，用力不及则穴位刺激量不足，用力骤然加重则易致疼痛、呕吐不适；③如按摩时有肠鸣、排气或打嗝，均为正常表现，继续按摩即可；④按摩后饮用适量温开水，稍作休息即可。

3 艾灸法

适应证：如果是因为夏日贪食生冷，导致胃中胀满、隐痛，可以使用艾条悬灸。

操作方法：将艾条点燃后，置于距离穴位皮肤3~5 厘米处进行悬灸，使穴位皮肤感觉温和，注意避免烫伤。一般选择餐后操作，每次艾灸约 20 分钟，以局部皮肤微微潮红为度。

注意事项：①艾灸法应避免饥饿、劳累时操作。②每日艾灸 1~2 次为度，不宜过频。③如果穴位皮肤存在破损或感染，禁止艾灸。④艾灸时可在旁边放置一盛水器皿以放艾灰及熄灭艾条用，必须注意避免烫伤及用火安全。⑤如艾灸后出现口干舌燥、咽喉干痛等不适，可饮用适量温热的淡盐水。

下脘
消食和胃的穴位，需要了解一下

扫描二维码
观看视频

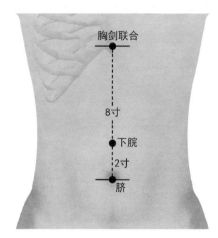

下脘

春节来临，亲朋好友相聚，很多人会有各种饭局，容易饮食失节；又或者平素胃肠功能欠佳，当进食种类繁杂、过度时，容易损伤脾胃，脾胃失去正常的运化功能，可引起胃肠胀满，甚至呕吐、腹泻等不适。想做好春节的胃肠保健，不妨了解一下下脘！

穴名：《说文解字》曰："脘，胃府也。"该穴位于胃下口在腹部的投射区域，且在胃与肠道交界处，故名下脘。

穴性：下脘为任脉腧穴，刺激该穴位有和胃消食之功。中医学认为，胃主受纳，脾主运化。正常的饮食代谢先由胃来存纳、消化，再经脾的运化来吸收、输布全身。如果饮食过度、种类繁杂，胃中消化不及，则导致腹胀、呕吐；脾脏吸收不及，则营养物质下行而引起腹泻。下脘位于任脉与足太阴脾经交会之处，故刺激下脘除了能和胃消食之外，还可促进营养吸收，让人放心品尝春节的美食！

取穴法

在腹部正中线上，肚脐上 2 寸。

操作方法

1 **针刺法** 适应证：食欲减退，消化不良，腹痛腹胀，泄泻，打嗝。

操作方法：行舒张进针法。用 φ0.25mm × 40mm 的毫针，左手示指、中指舒张以固定下脘局部皮肤，右手持针在下脘垂直进针 1.0～1.5 寸，以穴区有麻胀感为度。针刺后可留针 20～30 分钟。

注意事项：①针刺时缓慢进针，如出现刺痛感须退出针体少许；若仍有刺痛，则立刻出针，并用示指轻揉下脘至痛感缓解。②针刺深度须根据人的年龄、胖瘦而定，成年人体形偏胖的可针刺

1.0～1.5寸，体形偏瘦则以0.5～1.0寸为度；若为幼儿针刺，则根据胖瘦，以0.3～0.5寸为度；体形异常消瘦、腹部可触及明显动脉搏动的人，不宜针刺，可选用按摩法或艾灸法。③应避免饥饿、劳累及大汗出后针刺；孕妇不宜针刺；婴儿不适宜针刺，可改按摩法。④针刺为医疗技术操作，应由专业医生执行。

2 按摩法

适应证：适合上述各种症状。按摩法操作简单、方便，适合各类人群使用，尤其是小儿疳积。

操作方法：行点揉法。手微握拳，拇指指腹点按于穴位上，先顺时针点揉，再逆时针点揉，如此交替按摩3～5分钟，以穴位局部感觉轻微酸胀为度。每日可按摩多次。

注意事项：①注意指甲不要过长，避免划伤皮肤；②按摩时力度要由轻到重，逐渐增加力度至有酸胀感为度，用力不及则穴位刺激量不足，用力骤然加重则易致疼痛、呕吐不适；③如按摩时有肠鸣、排气或打嗝，均为正常表现，继续按摩即可；④按摩后饮用适量温开水，稍作休息即可。

3 艾灸法

适应证：腹痛，腹胀，打嗝，拉肚子，且平素不耐生冷食物、容易腹泻和腹部皮肤冰凉的胃寒人群。胃寒症状较轻时可选用艾条灸；胃寒症状明显则选用隔姜灸。

操作方法

（1）艾条灸：将艾条点着，右手持艾条距离穴位皮肤 3~5 厘米处固定悬灸，左手成掌置于穴位旁边感觉温度以调节艾条距离，以感觉温和为度。每次艾灸 15~20 分钟，以局部皮肤微微潮红即可。艾灸过程中会出现喜热、热感直透腰背或热感扩散整个腹部，均为正常现象；如能继续艾灸至上述灸感消失，艾灸效果更佳！

（2）隔姜灸：准备姜片，取适当大小的生姜切成直径 2~3 厘米、厚 3~4 毫米的类圆形，用牙签扎 5~9 个小孔，可助灸热下传。艾灸时须取平卧位，暴露穴位皮肤（注意室内温度，避免着凉）。将准备好的姜片平置于穴位，上置大小适中的艾炷（艾炷底径不能超出姜片），点燃施灸。艾灸以感觉温热、舒适为度。如感觉灼热或刺痛，则将姜片稍提起片刻，然后重新放置于穴位上，如此反复至艾灸结束；或将姜片上下小幅度平移，以保持温热感持续、渗透。隔姜灸一般艾灸 3~5 壮 / 次（1 个艾炷为 1 壮）。

注意事项：①艾灸法应避免饥饿、劳累时操作；②每日艾灸 1~2 次为度，不宜过频；③如果穴位

皮肤存在破损或感染，禁止艾灸；④艾灸时可在旁边放置一盛水器皿以放艾灰及熄灭艾条用，必须注意避免烫伤及用火安全；⑤如艾灸后出现口干舌燥、咽喉干痛等不适，可饮用适量温热的淡盐水。

章门
做好春节保"胃"战，就用这个穴位

扫描二维码
观看视频

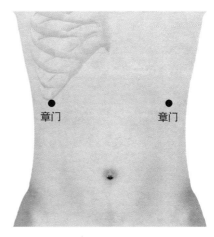

章门

春节期间，鱼肉满桌，亲友欢聚难免饱食过饮，胃肠常被美食弄得十分疲惫，饮食不节伤脾胃，导致食滞、胃胀等不适。要消食护胃，除了多按摩腹部，还可以多揉揉章门！

穴名： 章，犹言嶂，并与障碍的障相通，指高山包围、阻碍；门，为出入之处。刺激该穴能通六腑气郁、食结，如突破重围之义，故名章门。

穴性： 章门为足厥阴肝经腧穴，且属脾之募穴，为五脏所会，刺激该穴位有调肝理脾、行气通腑之效。中医学认为，肝主疏泄，脾主运化，六腑以通为用。饮食不节，容易引起脾胃消化功能下降；过度饮酒，则伤肝耗气，影响肝的疏泄与脾胃运化，导致通的功用失调而出现胃胀、恶心，甚至不欲饮食等病症。章门属肝经腧穴，善于调肝理气；又为五脏所会，助脾胃运化，肝脾共调；利用章门可让人春节期间饮食无忧！

取穴法

在侧腹部（约躯干外侧中线上），沿着肋骨往下循摸，可摸到游离的稍尖突的肋骨，为第11肋骨。在第11肋尖端的下方，即为章门。简便取穴，正坐位，屈肘合腋，肘尖所指处。

操作方法

1 针刺法　适应证：腹痛，腹胀，肠鸣，泄泻，呕吐；黄疸，胁痛，痞块；小儿疳疾；腰脊痛。

操作方法：用 φ0.25mm × 40mm 的毫针，直刺或斜刺 0.8~1.0 寸，以穴区有麻胀感为度。针刺后可留针 20~30 分钟。

注意事项：①不可深刺，以免伤及内脏，右侧当肝脏下缘，左侧当脾脏下缘；②应避免饥饿、劳累及大汗出后针刺；③针刺为医疗技术操作，应由专业医生执行。

2 按摩法

适应证：腹痛，腹胀。

操作方法行指揉法。患者取仰卧位或坐位，将拇指置于穴位上，其余四指于腰后固定，拇指稍用力按揉，以微觉酸痛为度。每次按揉约 5 分钟，每日可行多次，双侧章门可同时按揉。

注意事项：①按摩前注意指甲不要过长，避免划伤皮肤；②按摩时力度要由轻到重，逐渐增加力度至有酸胀感为度，用力不及则穴位刺激量不足，用力骤然加重则易致疼痛不适。

3 艾灸法

适应证：对于饮酒过度，或者饱食后出现腹泻、呕吐的患者，也可选用艾条悬灸。

操作方法：将点燃的艾条置于距离穴位皮肤 3~5 厘米处，悬灸约 20 分钟，以皮肤微微潮红为度。每日可悬灸 1~2 次。

注意事项：①艾灸时注意室内温度，腹部保暖，并避免烫伤皮肤；②艾灸法应避免饥饿、劳累时操作；③每日艾灸 1~2 次为度，不宜过频；④如果穴位皮肤存在破损或感染，禁止艾灸；⑤艾灸时可在旁边放置一盛水器皿以放艾灰及熄灭艾条用，必须注意用火安全；⑥如艾灸后出现口干舌燥、咽喉干痛等不适，可饮用适量温热的淡盐水。

4

第四章

常见疼痛类

颈百劳
按揉颈百劳，缓解颈部疼痛

扫描二维码
观看视频

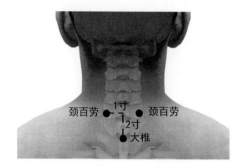
颈百劳

随着电脑、手机的普及，低头一族越来越多；又或工作繁重，不可避免地长期坐在办公桌前低头苦干，长期低头伏案，颈部软组织劳损，肌肉力量下降，加速颈部韧带和椎间盘退变老化，容易发生颈椎病。随着工作模式的变化，颈椎病发病率越来越高，越来越低龄化，颈椎疼痛也成了现代都市人常见的症状。这时候，按揉一下颈百劳，可以改善颈痛的症状！

穴名：百，《康熙字典》中解释为"众多也"，意为多、反复；劳，则为劳动、劳作之义。刺激该穴位能够治疗颈部劳累过度的问题，所以叫颈百劳。

穴性：颈百劳是经外奇穴，刺激该穴位有疏经行气、通络止痛之功，可用于治疗颈部强痛。当人长期伏案工作、颈部活动缺乏，颈椎则容易发生退变，局部肌肉紧张，经脉运行受阻，则容易诱发颈椎疼痛。通过按揉颈百劳，则可以疏通局部经气，起到通络止痛之效。

取穴法

正坐取穴，当人低头时可在颈部下面摸到高突的椎骨，用手按住并转动颈部则可感觉它也随之转动，该处则为第 7 颈椎棘突。以该棘突为起点，上 2 寸（拇指背侧横纹为 1 寸），后正中线旁开 1 寸（同前）则为颈百劳。

操作方法

1 针刺法

适应证：颈部强痛；咳嗽，气喘，咯血，百日咳；骨蒸潮热，盗汗，瘰疬。

操作方法：行单手进针或爪切进针法。用 φ0.25mm × 40mm 的毫针，爪切进针法是左手拇指或示指的指甲掐切固定于穴位旁，右手持针，垂直进针 0.5～1.0 寸，以穴区有麻胀感为度。针刺后可留针 20～30 分钟。

注意事项：①应避免饥饿、劳累及大汗出后针刺；②针刺为医疗技术操作，应由专业医生执行。

2 按摩法

适应证：颈部疼痛。

操作方法：行拿捏法。以一侧拇指、示指分别按在左右颈百劳上，用适中力度按揉，同时两指向中间对捏，拿起局部肌肉上提，每次可行 10～15 分钟不等。

注意事项：①注意指甲不要过长，避免划伤皮肤；②按摩时力度要由轻到重，逐渐增加力度至有酸胀感为度，用力不及则穴位刺激量不足，用力骤然加重则易致疼痛不适。

3 艾灸法

适应证：颈部强痛，落枕；支气管炎。

操作方法：将艾条点燃置于距离穴位皮肤 3～5 厘米处悬灸约 20 分钟，可温通经脉，促进血液循环，缓解肌肉痉挛，并可增加补益脾胃阳气的作用。每日可灸 1～2 次。

注意事项：①艾灸法应避免饥饿、劳累时操作；②每日艾灸 1～2 次为度，不宜过频；③如果穴位皮肤存在破损或感染，禁止艾灸；④艾灸时可在旁边放置一盛水器皿以放艾灰及熄灭艾条用，必须注意避免烫伤及用火安全；⑤如艾灸后出现口干舌燥、咽喉干痛等不适，可饮用适量温热的淡盐水。

落枕
治疗落枕有专穴，一招缓解颈部不适

扫描二维码
观看视频

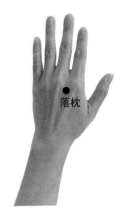

落枕（外劳宫）

在炎热的夏天，长时间处于空调环境下，风寒侵袭，使颈背部肌肉气血凝滞、筋络痹阻，加上夜间睡眠姿势不当，头颈长时间处于过度偏转的位置，或因睡眠时枕头不合适（过高、过低、过硬），使头颈处于过伸或过屈状态，从而造成颈部的一侧肌肉过度紧张而导致颈部疼痛、活动受限，俗称落枕。要缓解以上不适，可用起我们手上的专病专穴——落枕。

穴名：因该穴位为治疗落枕的特效穴，以功效命名；又名外劳宫，因其处于手背，与掌心劳宫相对而名。

穴性： 落枕为经外奇穴，刺激该穴位有疏经通络、调和气血之效。落枕常见的中医病因为风寒侵袭颈部及背部，加之睡眠姿势不当，或枕头高低不适，导致寒凝经脉、气血不和、筋脉拘急，出现颈部疼痛、活动受限的症状。刺激落枕可以使颈部气血通畅、筋脉舒和，从而缓解疼痛不适。

取穴法

手背部取穴，在示指、中指的掌指关节之间，往后取 0.5 寸（以拇指指间横纹的一半长度量取）。快速取穴，手背示指、中指掌指关节间，从掌指关节向后半横指处即是外劳宫。

操作方法

1 针刺法 适应证：落枕；手臂痛，手指麻木，手指屈伸不利；胃痛，消化不良，腹痛，腹泻，便溏；小儿急慢惊风；小儿脐风。

操作方法：行单手进针或爪切进针法。用 φ0.25mm×25mm 的毫针，爪切进针法是左手拇指或示指的指甲掐切固定于穴位旁，右手持针，垂直进针 0.5～0.8 寸，或向腕部斜刺 0.3～1.0 寸，局部有酸胀感，或有麻电感向指端放散。治疗落枕时，配合活动颈部。针刺后可留针 20～30

分钟。

注意事项：①应避免饥饿、劳累及大汗出后针刺；②针刺为医疗技术操作，应由专业医生执行。

2 按摩法

适应证：颈部疼痛；小儿消化不良，腹痛腹泻。

操作方法：颈部疼痛时行指揉法，取病变同侧的落枕，用对侧手拇指置于穴位上，其余四指放在掌心固定，以微觉酸痛、发胀的力度按揉约10分钟，同时配合颈部的主动运动；小儿消化不良、腹痛腹泻行指揉法，取双侧外劳宫，操作者一手握住小儿手掌前端，另一手拇指螺纹面置于穴位上，其余四指放在掌心固定，指端着力，顺时针方向揉50~100次。

注意事项：注意颈部避风寒，及时调整枕头高度；由于小儿在按摩治疗中容易哭闹，因此要尽量安抚患儿的情绪，使其配合治疗，治疗时手法要注意力度，不可过重。

3 艾灸法

适应证：落枕，腹痛腹泻，消化不良。

操作方法：将艾条点燃置于距离穴位皮肤3~5厘米处悬灸约20分钟，可增加补益脾胃阳气的作用。每日可灸1~2次，治疗落枕时常配合活动颈部。

注意事项：①艾灸法应避免饥饿、劳累时操作；②每日艾灸1~2次为度，不宜过频；③如果穴位皮肤存在破损或感染，禁止艾灸；④艾灸时可在旁边放置一盛水器皿以放艾灰及熄灭艾条用，必须注意避免烫伤及用火安全；⑤如艾灸后出现口干舌燥、咽喉干痛等不适，可饮用适量温热的淡盐水。

肩井
肩颈劳损肩背痛，舒筋活络肩井取

扫描二维码
观看视频

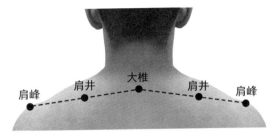

肩峰　　肩井　　大椎　　肩井　　肩峰

肩井

　　办公室久坐、低头看手机及须长期站立背部不动等均直接影响人体健康。人体低头时颈椎承受的压力是头部垂直时的 2 倍。对上班族来说，长期久坐，脊柱和上下肢都得不到很好的伸展，坐姿成了典型的 C 型状态（弯腰、弓背、伸颈），极大地增加了脊柱的负荷，加速脊柱退变。手机族长期低头也容易出现此问题。久而久之，慢慢出现脖子紧张、僵硬疼痛，多表现为肩、颈、臂 3 个部位疼痛。要改善这种颈肩僵硬疼痛，只需巧取人体的肩井，就可以舒筋活络、鼓舞气血运行到周身，很好地缓解全身紧张、僵硬的状态。

　　穴名：该穴位在肩部，是经气深聚之所，且直接与胸中之气相通，如井水涌出之处，故名肩井。

　　穴性：肩井为足少阳胆经腧穴，对于胆经的疏泄功能有一定的影响，刺激该穴位有理气止痛、活血通络、鼓舞气血之效。中医学认为，气血凝滞是痛证产生的重要原因之一，即不通则痛。长期的劳作、负重，导致人肩膀局部经脉气血不通，肌肉僵硬，产生肩膀酸痛不适的感觉。刺激肩井，通利经脉气血，可使肌肉放松、疼痛缓解。

取穴法

在肩膀外侧稍靠前摸到圆形凸起骨头，是为肩峰；肩峰与大椎（第 7 颈椎棘突下）连线的中点，即为肩井，向下直对乳头。

操作方法

1 **针刺法** 适应证：肩背痹痛、上肢活动受限、颈部疼痛等肩颈、上肢病证；乳腺炎、乳汁不下；难产等。

操作方法：用 φ0.25mm×25mm 的毫针，直刺或斜刺 0.3～0.5 寸，可以提捏皮肤进针。以穴区有麻胀感为度。针刺后可留针 20～30 分钟。

注意事项：该穴深部正对肺尖，不可深刺，避免出现气胸，尤其是体形消瘦的患者，非专业医师不可擅自用针刺自治。孕妇禁止针灸。

2 **按摩法** 适应证：肩背痹痛、上肢活动受限、颈部疼痛等肩颈、上肢病证。

操作方法：行指揉法。以双手拇指置于穴位上稍用力按揉，微觉酸胀为度；自己给自己按摩时，行指揉法可先以左手示指压于中指上，按揉右侧肩井5分钟，再以右手按揉左侧肩井5分钟，力量要均匀，以穴位局部出现酸胀感为佳。也可行拿法，被按摩者取坐姿，按摩者立于被按摩者身后，双手虎口张开，四指并拢，以拇指与其余四指指腹紧捏肩井处肌肉，然后放开，如手拿物的动作，四指与拇指相对用力、有节律地拿捏，力度以可耐受的酸胀感为宜。按摩法每次可行15分钟，每日可1~2次。

注意事项：①注意指甲不要过长，避免划伤皮肤；②按摩时力度要由轻到重，逐渐增加力度至有酸胀感为度，用力不及则穴位刺激量不足，用力骤然加重则易致疼痛不适；③孕妇禁止使用。

3 **艾灸法** 适应证：肩背痹痛、上肢活动受限、颈部疼痛等肩颈、上肢病证；乳腺炎、乳汁不下等，且平素不耐生冷食物、怕冷、喜喝热饮者。清代医家龚廷贤所著的《万病回春》中记载"反胃灸肩井三壮即愈，乃神灸也。"艾灸肩井还对吞咽困难所致的呕吐、呃逆等症状具有明显的疗效。

操作方法：行艾条灸。将艾条点着，右手持艾条距离穴位皮肤 3~5 厘米处固定悬灸，左手成掌置于穴位旁边感觉温度以调节艾条距离，以感觉温和为度。每次艾灸 15~20 分钟，以局部皮肤微微潮红即可。艾灸过程中会出现喜热、热感直透肩颈或热感扩散整个肩背部，均为正常现象；如能继续艾灸至上述灸感消失，艾灸效果更佳！

注意事项：①艾灸法应避免饥饿、劳累时操作；②每日艾灸 1~2 次为度，不宜过频；③如果穴位皮肤存在破损或感染，禁止艾灸；④艾灸时可在旁边放置一盛水器皿以放艾灰及熄灭艾条用，必须注意避免烫伤及用火安全；⑤如艾灸后出现口干舌燥、咽喉干痛等不适，可饮用适量温热的淡盐水。

4 拔罐法

适应证：肩背痹痛、上肢活动受限、颈部疼痛等肩颈、上肢病证。

操作方法：拔罐则常用闪火法将火罐吸附在肩井上。用镊子或止血钳等夹住 95% 的酒精棉球，点燃后在火罐内壁中段绕 1~2 圈，或稍作短暂停留后，迅速退出并及时将罐子扣在施术部位。留罐 10 分钟左右。

注意事项：①夹住棉球后务必拧干酒精，避免酒精过多滴至镊子或止血钳，点燃后火苗顺着镊子或止血钳往下燃烧从而烫伤手。②操作时动作迅速，才能使罐拔紧、吸附有力。③用火罐时应注意勿灼伤或烫伤皮肤，若烫伤或留罐时间太长而皮肤起水疱时，小水疱无须处理，仅敷以消毒纱布，防止擦破即可；水疱较大时，用消毒针将水放出，涂以安尔碘，或用消毒纱布包敷，以防感染。④若局部皮肤有过敏、溃疡、水肿，则不宜拔罐。孕妇禁止使用。

肩髃
按揉肩髃，巧治肩周炎

扫描二维码
观看视频

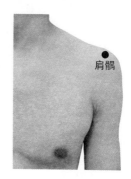

肩髃

　　"乳鸦啼散玉屏空，一枕新凉一扇风。"（宋·刘翰《立秋》）立秋虽在两暑之间，但立秋的清晨早已透着丝丝凉风。如果过于贪凉，加之肩部长期暴露在空调冷气下，容易诱发肩周炎等肩部疼痛病症。有些人常因天气变化及劳累而诱发肩臂疼痛，肩关节活动功能受限。严重的患者在晨起时甚至手臂不能上抬，无法穿衣、梳头，即漏肩风，俗称五十肩，也叫冻结肩、肩凝证，相当于现代医学中的肩周炎。按揉肩髃，可以给肩部提前做好防护，缓解疼痛，巧治肩周炎！

　　穴名：《说文解字》云："髃，肩前也。"髃，通隅，角也，指肩部骨头的边缘；该穴位于肩峰的前缘，因其位置故名肩髃。

穴性：肩髃是手阳明大肠经的穴位，也是手阳明、阳跷脉之交会穴。在针灸古籍《针灸大成》里面记载，唐朝有一名刺史叫库狄嵚，其患有肩周炎，不能挽弓射箭，针灸大家甄权为其针肩髃，针进即可挽弓射箭。可见，刺激肩髃具有疏经通络、行气止痛之效，可用于治疗肩部疼痛病症，是治疗肩周炎的要穴。

取穴法

肩峰端下缘，当肩峰与肱骨大结节之间，三角肌上部中央。以对侧手按住肩部外侧骨性凸起（即肩峰外端），然后手伸直外展，于肩峰端前下方可摸及凹陷处，即是肩髃。

操作方法

1 **针刺法** **适应证：**肩臂挛痛、上肢活动受限、上肢病证；落枕。

操作方法：用 φ0.25mm × 40mm 的毫针，直刺，微斜向外下方，进针 0.5～1.0 寸。以穴区有麻胀感为度。针刺后可留针 20～30 分钟。

注意事项：肩周炎宜向肩关节直刺，上肢活动不能宜向三角肌方向斜刺。针刺为医疗技术操作，应由专业医生执行。

2 按摩法

适应证：肩臂挛痛、上肢活动受限、上肢病证；落枕。

操作方法：行指揉法。以拇指置于穴位上稍用力按揉，微有酸胀感为度；自己给自己按摩时，行指揉法可先以左手示指压于中指上，按揉右侧肩髃5分钟，再以右手按揉左侧肩髃5分钟，力量要均匀，以穴位局部出现酸胀感为佳。最后以掌揉局部以缓解不适，具体操作主要以手掌贴紧覆盖肩髃，均匀地以掌力按揉。按摩法每次可行15分钟，每日可1~2次。

注意事项：①注意指甲不要过长，避免划伤皮肤；②按摩时力度要由轻到重，逐渐增加力度至有酸胀感为度，用力不及则穴位刺激量不足，用力骤然加重则易致疼痛、呕吐不适。

3 艾灸法

适应证：肩臂挛痛、上肢活动受限、上肢病证或者平素肩部怕冷，荨麻疹，牙痛。足阳明胃经进入上齿中，手阳明大肠经进入下齿中，因此，治疗上牙痛常取足阳明胃经穴位，下牙痛取手阳明大肠经（肩髃位于此经上）穴位。

操作方法：行艾条灸。将艾条点着，右手持艾条距离穴位皮肤3~5厘米处固定悬灸，左手成掌置于穴位旁边感觉温度以调节艾条距离，以感觉温和为度。每次艾灸15~20分钟，以局部皮肤微微潮红即可。艾灸过程中会出现喜热、热感直透肩颈或热感扩散整个肩背部，均为正常现象；如能继续艾灸至上述灸感消失，艾灸效果更佳！

注意事项：①艾灸法应避免饥饿、劳累时操作；②每日艾灸1~2次为度，不宜过频；③如果穴位皮肤存在破损或感染，禁止艾灸；④艾灸时可在旁边放置一盛水器皿以放艾灰及熄灭艾条用，必须注意避免烫伤及用火安全；⑤如艾灸后出现口干舌燥、咽喉干痛等不适，可饮用适量温热的淡盐水。

4 拔罐法

适应证：肩臂挛痛、上肢活动受限、上肢病证。

操作方法：取肩三针的主穴（肩髃、肩前、肩后）及配穴，也可独取肩髃。常用闪火法将火罐吸附在穴位上，操作方法为用镊子或止血钳等夹住95%的酒精棉球，点燃后在火罐内壁中段绕1~2圈，或稍作短暂停留后，迅速退出并及时将火罐扣在施术部位。留罐10分钟左右。

注意事项：①夹住棉球后务必拧干酒精，避免酒精过多滴至镊子或止血钳，点燃后火苗顺着镊子或止血钳往下燃烧从而烫伤手。②操作时动作迅速，才能使罐拔紧、吸附有力。③用火罐时应注意勿灼伤或烫伤皮肤，若烫伤或留罐时间太长而皮肤起水疱时，小水疱无须处理，仅敷以消毒纱布，防止擦破即可；水疱较大时，用消毒针将水放出，涂以安尔碘，或用消毒纱布包敷，以防感染。④若局部皮肤有过敏、溃疡、水肿，则不宜拔罐。⑤建议到专业机构进行拔火罐治疗。当前市场上也有抽气罐可供选择使用，抽气罐相对于火罐来说，操作更加简单、安全。

大陵
防治鼠标手，大陵可帮忙

扫描二维码
观看视频

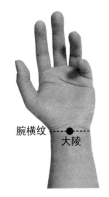

腕横纹 ⋯⋯⋯● 大陵

大陵

腕管综合征，俗称鼠标手，是腕管内压力增高导致正中神经受卡压而出现手指麻木、腕关节疼痛等系列症状，常见于长时间执笔书写及使用电脑的人群，如教师、程序员等。其他因手部劳动强度大及腕部活动范围大的从业者，如洗衣工人及挤奶工等腕管综合征发病率也较高，出现该症状的手常被称为鼠标手。主要表现为拇指、示指、中指 3 个手指桡侧疼痛和麻木，偶可向肩部或肘部放射。利用手上的大陵，可以帮助防治鼠标手！

穴名：大，言其高大，心包代心主行事，其位高任重；陵，指丘陵，堆积之意；因其位于掌根中间，而掌根部骨肉丰隆，状如陵丘，故名大陵；该穴为心包经原穴，是经气聚集、起源之处。

穴性： 大陵是手厥阴心包经的输穴、原穴，刺激该穴位有调气止痛之效。中医认为不通则痛，筋脉失于气血濡养则麻。教师、程序员等人由于长时间使用鼠标工作，手腕姿势固定，导致局部气血阻滞不通，故而出现手指麻木、腕关节疼痛。按揉大陵，刺激局部经穴，调畅局部气机，起到行气活血、通络止痛的作用。《针灸甲乙经》中说："心痛，善悲，厥逆，悬心如饥状，心澹而大惊，大陵及间使主之。"故现代临床医学常用来治疗心悸、心痛、胃痛、呕吐、惊悸、癫狂、痫证、胁痛、腕关节疼痛、喜笑悲恐等。

取穴法

手腕的掌侧取穴，位于腕横纹正中，紧握拳头可见两条明显凸起的肌腱（两条肌腱分别是掌长肌腱与桡侧腕屈肌腱），大陵就位于两肌腱之间。

操作方法

1 针刺法 适应证：心痛、心悸、胁痛等心胸病证；癫狂；胃痛、呕吐；腕臂痛。

操作方法：用 φ0.25mm × 25mm 的毫针，直刺 0.3 ~ 0.5 寸。以穴区有麻胀感为度。针刺后可留针 20 ~ 30 分钟。

注意事项：该穴有前臂内侧皮神经，正中神经掌皮支，深层为正中神经干分布，非专业医师不可擅自用针灸自治，以免误伤神经。

2 按摩法

适应证：心痛、心悸、胁痛等心胸病证；胃痛、呕吐；腕臂痛。

操作方法：行指揉法。以对侧手拇指置于穴位上稍用力按揉，其余四指在手腕背侧固定，微觉酸胀为度，每次约 10 分钟，每日可 1~2 次。

注意事项：①注意指甲不要过长，避免划伤皮肤；②按摩时力度要由轻到重，逐渐增加力度至有酸胀感为度。

3 艾灸法

适应证：心痛、心悸、胁痛等心胸病证；胃痛、呕吐；腕臂痛。

操作方法

（1）艾条灸：将艾条点着，持艾条距离穴位皮肤 3~5 厘米处固定悬灸，以感觉温和为度。每次艾灸 15~20 分钟，以局部皮肤微微潮红即可。艾灸过程中会出现喜热、热感直透手臂或整个上肢，均为正常现象；如能继续艾灸至上述灸感消失，艾灸效果更佳。

（2）隔姜灸：准备姜片，取适当大小的生姜切成直径 1~2 厘米、厚 3~4 毫米的类圆形，用牙签扎 4～6 个小孔，可助灸热下传。将准备好的姜片平放于穴位，上置大小适中的艾炷（艾炷底径不能超出姜片），点燃施灸。艾灸以温热、舒适为度。如感觉灼热或刺痛，则将姜片稍提起片刻，然后重新放置于穴位上，如此反复至艾灸结束；或将姜片上下小幅度平移，以保持温热感持续、渗透。隔姜灸一般艾灸 3～5 壮 / 次（1 个艾炷为 1 壮）。

注意事项：①艾灸法应避免饥饿、劳累时操作；②每日艾灸 1～2 次为度，不宜过频；③如果穴位皮肤存在破损或感染，禁止艾灸；④艾灸时可在旁边放置一盛水器皿以放艾灰及熄灭艾条用，必须注意避免烫伤及用火安全；⑤如艾灸后出现口干舌燥、咽喉干痛等不适，可饮用适量温热的淡盐水。

肾俞

肾俞二穴多着艾，温阳通络自轻快

扫描二维码
观看视频

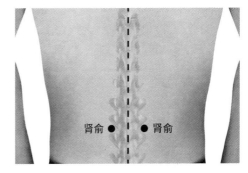

肾俞 ●　　● 肾俞

肾俞

　　随着生活环境和生活方式的改变，腰痛、月经不调、精神疲惫、抵抗力下降等成为困扰许多人的问题。在身体虚弱的人群中，尤其女性，常见腰部冰凉、坠胀酸痛的症状。入冬后由于天气寒冷，人的抵抗力下降，这些症状会更明显。其多因平素饮食不注意，贪凉饮冷，或夏日喜吹空调，伤及机体阳气，致正气不足，内有虚损，当外邪寒湿侵犯时则易致机体的阴阳失调，气血运行紊乱受阻。肾俞是一个常用的保健、强壮穴位。明代医家杨继洲在其著作《针灸大成》中载："肾弱腰疼不可当，施为行止甚非常。若知肾俞二穴处，艾火频加体自康。"指出了刺激肾俞具有强身健体的功效。要暖腰驱寒，就让肾俞帮帮忙。

　　穴名：肾即肾脏，俞即输注，肾俞即肾气聚集、传输于腰部的重要部位，治肾疾要穴，故名。

穴性： 肾俞为背俞穴之一，属足太阳膀胱经，刺激该穴位有温补肾阳、通络止痛的功效。中医学认为，腰为肾之府。当感受寒湿或不注意保暖，如贪凉饮冷、久居潮湿的环境及长期用腰不当时，病邪拥堵局部经络，长此以往，致使肾阳亏虚。肾阳偏弱，不能够温养腰府，又或者腰部受寒，肾阳受损，则见腰中冰凉、坠胀，甚则酸痛难受；机体失去肾阳的温煦功能，常表现出腰膝酸冷、性欲减退、夜尿频多等虚寒症候。因此，辨证取用本穴施治，一方面补益肾阳，温化寒湿，病邪去而体自安；另一方面疏通局部经络，气血调和则正气来复。

取穴法

在后腰部。取俯卧位，在腰部外侧向下摸到盆骨的最高点为髂嵴；双侧髂嵴连线与脊柱的交点约平第4腰椎棘突。由此往上循摸，可扪及多个较明显的骨性凸起，依次为第3腰椎棘突、第2腰椎棘突。本穴位即在第2腰椎棘突下旁开1.5寸处，左右各一（背部肩胛骨内缘至脊柱为3.0寸，其一半为1.5寸）。

操作方法

1 针刺法 适应证：腰痛；遗精、遗尿、小便频数、小便不利、月经不调、带下等生殖系统、泌尿系统疾患；耳鸣、耳聋等以肾阳虚证明显者。

操作方法：行指切进针法。用 φ0.25mm × 40mm 的毫针，左手拇指或示指端切按在肾俞旁，右手持针将针直刺入肾俞 0.5 ~ 1.0 寸，针刺后可留针 20 ~ 30 分钟。

注意事项：①轻柔进针，如出现刺痛时可退出针体少许；若仍有刺痛，则立刻出针，并以示指轻揉穴位至痛感缓解。②针刺深度须根据人的年龄、胖瘦等一般情况而定，体形盛壮、肥胖者可针刺至 1.5 寸，体形偏瘦则以 0.5 寸为度；异常消瘦者，可选用按摩法或艾灸法。③应避免饥饿、劳累及大汗出后针刺；孕妇不宜针刺。④针刺为医疗技术操作，应由专业医生执行。

2 按摩法

适应证：腰骶疼痛、下肢痿痹等。按摩法操作简单、方便，适合各类人群使用。

操作方法

（1）摩法：将双手掌心相对、互相搓热后，把掌心置于穴位上数秒，然后在局部上下来回摩擦，以皮肤感到温暖而可接受为度。

（2）点揉法：手微握拳，拇指指腹按于穴位上，稍用力点揉，以感觉微微发热为度。每次以 5 分钟为度，每日可行数次。

注意事项：①注意指甲不要过长，避免划伤皮肤；②按摩时力度要由轻到重，逐渐增加力度至有酸胀感为度；③按摩后饮用适量温开水，稍作休息即可。

3 艾灸法

适应证：腰痛；遗精、遗尿、小便频数、小便不利、月经不调、带下等生殖系统、泌尿系统疾患；耳鸣、耳聋等以肾阳虚证明显者，可以选用艾条悬灸等温和灸法以加强温阳补肾的疗效。轻者可使用艾条悬灸法，怕冷明显的患者可以选用隔姜灸。

操作方法

（1）艾条灸：将艾条点燃，右手持艾条距离穴位皮肤 3~5 厘米处固定悬灸，左手垂直于穴位旁边感觉温度以调节艾条距离，以感觉温和为度。每次艾灸约 20 分钟，以局部皮肤微微潮红即可，每日 1~2 次。艾灸过程中会出现喜热、热感扩散整个腰背部，均为正常现象；如能继续艾灸至上述灸感消失，艾灸效果更佳！

（2）隔姜灸：准备姜片，取适当大小的生姜切成直径 2~3 厘米、厚 3~4 毫米的类圆形，用牙签扎 5~9 个小孔，可助灸热下传。艾灸时须取俯卧位，暴露穴位皮肤，将准备好的姜片平放于穴位上，姜片上置大小适中的艾炷（艾炷底径不能超出姜片），点燃施灸。艾灸以感觉温热、舒适为度。如感觉灼热或刺痛，则将姜片稍提起片刻，然后重新放置于穴位上，如此反复至艾灸结束；或将姜片上下小幅度平移，以保持温热感持续、渗透。隔姜灸一般艾灸 3~5 壮 / 次（1 个艾炷为 1 壮）。

注意事项：①艾灸法应避免饥饿、劳累时操作；②每日艾灸 1~2 次为度，不宜过频；③如果穴位皮肤存在破损或感染，禁止艾灸；④艾灸时可在旁边放置一盛水器皿以放艾灰及熄灭艾条用，必须注意避免烫伤及用火安全；⑤如艾灸后出现口干舌燥、咽喉干痛等不适，可饮用适量温热的淡盐水。

4 拔罐法

适应证：腰酸背痛、腰肌僵硬等腰背部实证。

操作方法：用镊子或止血钳夹住 95% 的酒精棉球，点燃后在火罐内壁中段绕 1~2 圈，或短暂停留后，迅速退出并及时将火罐扣在施术部位。留罐 5~10 分钟。

注意事项：①夹住棉球后务必拧干酒精，避免酒精过多滴至镊子或止血钳，点燃后火苗顺着镊子或止血钳往下燃烧，从而烫伤手。②操作时动作迅速，才能使罐拔紧、吸附有力。③用火罐时应注意勿灼伤或烫伤皮肤，若烫伤或留罐时间太长而皮肤起水疱时，小水疱无须处理，仅敷以消毒纱布，防止擦破即可；水疱较大时，可用消毒针将水放出，涂以安尔碘，或用消毒纱布包敷，以防感染。④若局部皮肤有过敏、溃疡、水肿，则不宜拔罐。孕妇禁止使用。

5

刺络拔罐法
（刺血拔罐法）

适应证：腰酸背痛、腰肌僵硬等腰背部实证。

操作方法：在肾俞行皮肤消毒后，用三棱针或注射器针头点刺穴位皮肤出血，或用梅花针叩刺至局部微微出血后，再用火罐吸拔于点刺的部位上，使之出血，以加强刺血治疗的作用。一般刺血后拔罐留置 5～10 分钟。此法功效以泻热活血通络为主，临床辨证属热证者可应用。

注意事项：同拔罐法。因需使用三棱针或注射器针头点刺出血，要求由专业医生操作。有出血倾向的患者禁用。

委中
腰腿重痛无力行，委中健腰护肾灵

扫描二维码
观 看 视 频

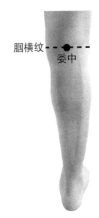

腘横纹- - -
委中

委中

秋季气温进一步下降，冷空气伴随着秋雨连连，寒湿的环境容易诱发腰腿疼痛的老毛病，使得人弯腰、抬腿受限。寒湿或湿热聚集在腰腿部，容易导致人局部经络不通，经气循行受阻，无法畅通，不通则痛，从而出现腰酸、腿软、腰腿沉重乏力等症状。委中为足太阳膀胱经的腧穴，膀胱经与肾经互为表里，要想补肾养肾，不妨通过按压委中来疏导气机、健腰护肾。

穴名： 委中，委从禾，有成熟稻谷被压得弯曲的意思，恰似取穴时患者屈膝的姿势；此外，该穴位于腘窝中间，因需要屈膝取穴，故名。另有一说委指委顿，又指委屈，因为突然触碰此处可令人下肢委顿而立即跪倒，由此得名。

穴性： 委中为足太阳膀胱经的合穴，刺激该穴位有活血通络、疏经止痛之功。中医学认为，不通则痛，寒湿邪气容易使人经脉血液凝滞于局部，导致局部肌肉组织的疼痛。而古人的临床经验"腰背委中求"，《百症赋》中云："背连腰痛，委中主之。"《马丹阳天星十二穴主治杂病歌》中云："腰痛不能举，沉沉引脊梁，酸疼筋莫展，风痹复无常，膝头难伸屈，针入即安康。"认为委中可用于治疗腰痛病症。所以然者，盖因膀胱经与肾经互为表里。腰为肾之府，又因肾经之气由内踝上行折向腘中央，与委中相与叠并，故本穴用于治腰痛有极效，因其有协于肾经也。通过按揉腿后的委中，不但能够治疗腰部疼痛，还可以促进穴位局部的血液循环，缓解腿部疼痛的症状。

取穴法

在腘窝处。微屈膝取穴，在腘窝后腘横纹中点处。

操作方法

1　针刺法　适应证：腰脊背痛、下肢痿痹等腰及下肢病证；腹痛、急性吐泻；小便不利、遗尿；丹毒等。

操作方法：行指切进针法。用 φ0.25mm × 40mm 的毫针，左手拇指或示指端切按在委中旁，右手

持针将针直刺入委中 1.0～1.5 寸，针刺后可留针
20～30 分钟。

注意事项：①轻柔进针，如出现刺痛时可退出针
体少许；若仍有刺痛，则立刻出针，并以示指轻
揉穴位至痛感缓解。②针刺深度须根据人的年龄、
胖瘦等一般情况而定，体形盛壮、肥胖者可针刺
至 1.5 寸，体形偏瘦则以 0.5～1.0 寸为度；异常
消瘦者，可选用按摩法或艾灸法。③应避免饥饿、
劳累及大汗出后针刺；孕妇不宜针刺。④针刺为
医疗技术操作，应由专业医生执行。

2 按摩法

适应证：腰脊背痛、下肢痿痹等腰及下肢病证。

操作方法：可双侧同时按揉，以拇指点按于穴位
上，一压一松，以微微感到酸痛为度，按压力度
可逐渐加大，使患者有麻胀感或向足底部放射为
佳。或者双手握拳，有节律地叩击委中。可连续
按压 5～10 分钟，每日可行多次。按压时亦可配
合腿部进行屈伸运动。若在申时（15:00—17:00）
膀胱经当令时按揉委中，效果更为显著。

注意事项：①按摩前注意指甲不要过长，避免
划伤皮肤；②按摩时力度要由轻到重，逐渐增加
力度至有酸胀感为度；③按摩后饮用适量温开水，
稍作休息即可。

3 艾灸法

适应证：腰脊背痛、下肢痿痹等腰及下肢病证；小便不利、遗尿。

操作方法：患者取俯卧位，操作者使用艾灸盒或在旁人协助下，点着艾条，右手持艾条距离穴位皮肤 3~5 厘米处固定悬灸，左手垂直于穴位旁边感觉温度以调节艾条距离，以感觉温和为度。每次艾灸约 20 分钟，以局部皮肤微微潮红即可，每日 1~2 次。艾灸过程中会出现喜热、热感扩散整个下肢或扩散至腰背部，均为正常现象；如能继续艾灸至上述灸感消失，艾灸效果更佳！

注意事项：①艾灸法应避免饥饿、劳累时操作；②每日艾灸 1~2 次为度，不宜过频；③如果穴位皮肤存在破损或感染，禁止艾灸；④艾灸时可在旁边放置一盛水器皿以放艾灰及熄灭艾条用，必须注意避免烫伤及用火安全；⑤如艾灸后出现口干舌燥、咽喉干痛等不适，可饮用适量温热的淡盐水。

4 拔罐法

适应证：腰脊背痛、下肢痿痹等腰及下肢病证。

操作方法：常用闪火法将火罐吸附在穴位上，可用镊子或止血钳等夹住 95% 的酒精棉球，点燃后在火罐内壁中段绕 1~2 圈，或短暂停留后，迅速退出并及时将火罐扣在施术部位。留罐 5~10 分钟。

注意事项：①夹住棉球后务必拧干酒精，避免酒精过多滴至镊子或止血钳，点燃后火苗顺着镊子或止血钳往下燃烧，从而烫伤手。②操作时动作迅速，才能使罐拔紧、吸附有力。③用火罐时应注意勿灼伤或烫伤皮肤，若烫伤或留罐时间太长而皮肤起水疱时，小水疱无须处理，仅敷以消毒纱布，防止擦破即可；水疱较大时，用消毒针将水放出，涂以安尔碘，或用消毒纱布包敷，以防感染。④若局部皮肤有过敏、溃疡、水肿，则不宜拔罐。孕妇禁止使用。

5

刺络拔罐法
（刺血拔罐法）

适应证：腰脊背痛、下肢痿痹等腰及下肢病证，辨证属实证者。

操作方法：在委中行皮肤消毒后，用三棱针或注射器针头点刺穴位皮肤出血，再用火罐吸拔于点刺的部位上，使之出血，以加强刺血治疗的作用。一般刺血后拔罐留置5~10分钟。

注意事项：同拔罐法。但因需使用三棱针或注射器针头点刺出血，要求由专业医生操作。特别注意，若因房劳过度、肾精亏损所致的腰痛绵绵、隐隐作痛等肾虚腰痛，不宜点刺本穴位出血，应当补肾培元，以温补为法。有出血倾向的患者禁用。

承山
半夜腿抽筋，承山有妙招

扫描二维码
观 看 视 频

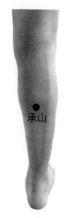

承山

　　肌肉痉挛俗称抽筋，小腿抽筋是生活中常见的症状，很多人曾在夜间遭受腿抽筋之苦，特别是年龄大的人。入冬后随着天气进一步变冷，腿更容易遭遇抽筋之苦，甚至疼痛难忍。引起肌肉痉挛的原因与寒冷刺激、疲劳过度、出汗过多、运动时间长有关，而中老年人因钙质流失、腿部血液循环障碍、动脉硬化等因素，在合并寒冷刺激时更容易抽筋。想缓解这类腿抽筋，按摩有妙穴——承山！

　　穴名： 承，为承受之意；《说文解字》云："山，宣也，宣气散，生万物，有石而高象形，凡山之属皆从山。"在此山指躯体之高重。该穴位在小腿后腓肠肌两肌腹下移分叉处，如山麓之夹谷，承山顶气势下行，故名承山。

穴性： 承山为足太阳膀胱经腧穴，刺激该穴位有疏经通络、柔筋止痛之效。中医学认为寒主收引，风寒邪气侵袭，使得经络气血不畅，容易引起肌肉、筋膜失去原有的柔韧性，出现痉挛甚至疼痛。足太阳膀胱经主人体一身在表阳气，按揉小腿的承山不但可以柔筋止痛，还可温阳驱寒，帮助解决半夜腿抽筋的麻烦！

取穴法

在小腿后面正中，委中与昆仑之间，当伸直小腿和足跟上提时腓肠肌肌腹下出现凹陷处；简便取穴，在小腿后侧，伸直小腿或站立踮起脚时，可见小腿肚下出现一凹陷，即为承山。

操作方法

1 针刺法　　适应证：小腿肌肉痉挛，俗称腿抽筋；腰背痛、下肢瘫痪；痔疮；便秘。

操作方法：行指切进针法。用 φ0.25mm × 40mm 的毫针，左手拇指或示指端切按承山，右手持针将针直刺承山或向条口方向透刺 1.0 ~ 1.5 寸，针刺后可留针 20 ~ 30 分钟。也可在针刺得气后连接电针，采用高频连续波，频率 50 ~ 100 次 /s，强度以患者能耐受为度。

注意事项：①小腿肌肉痉挛发作时期，切勿行针刺手法，以免因肌肉收缩紧张出现滞针、弯针、断针等现象，可用按摩法代替。②应避免饥饿、劳累及大汗出后针刺；孕妇不宜针刺；幼儿不适宜针刺，可改按摩法。③针刺为医疗技术操作，应由专业医生执行。

2 按摩法

适应证：小腿肌肉痉挛；腰背痛、下肢瘫痪。

操作方法：患者取坐位，先将手握成空拳，用适当力度在小腿肌肉丰厚处反复多次敲打，起到改善血液循环、松弛紧张肌肉的作用；再以拇指置于承山上，其余四指固定于小腿前，拇指稍用力按揉，以微觉酸胀为度。除小腿肌肉痉挛发作时按揉外，平时也可按揉承山以放松局部肌肉，可同时按揉委中与承山。

注意事项：①按摩前注意指甲不要过长，避免划损皮肤。②按摩时力度要由轻到重，逐渐增加力度至有酸胀感为度。③按摩后饮用适量温开水，稍作休息即可。

3 艾灸法

适应证：小腿肌肉痉挛，或行走时下肢易出现沉重感、水肿的人；下肢瘫痪。

操作方法：行艾条灸。将艾条点着，右手持艾条距离穴位皮肤3~5厘米处固定悬灸，左手成掌置于穴位旁边感觉温度以调节艾条距离，以感觉温和为度。每次艾灸15~20分钟，以局部皮肤微微潮红即可。艾灸过程中会出现喜热、沿经络循行传热的现象，或热感扩散至整个下肢，均为正常现象。

注意事项：①艾灸时，及时将艾灰弹出，注意保持艾条与皮肤的间距，以免烫伤或引发其他不良事件。②若不慎烫伤，水疱较小时可待其自行愈合，但须注意保护伤口，防止破裂；若水疱较大时，可用消毒毫针刺破水疱，放出水液，或用注射针抽出水液，再涂以安尔碘，并以纱布包敷，出现这种情况最好到医院由专业人员给予相应的护理，保持伤口清洁，防止感染。③如艾灸后出现口干舌燥、咽喉干痛等不适，可饮用适量温热的淡盐水。

4

刺络拔罐法

适应证：小腿肌肉痉挛缓解期；下肢疼痛、腰背痛。

操作方法：患者先取俯卧位，在承山周围寻找按压痛点或血络最明显处，以三棱针点刺出血，点刺后快速用玻璃火罐拔在穴位处，留罐时间5~10分钟，然后起罐并用消毒棉球擦净皮肤上的血迹。

注意事项：①拔罐后不要移动体位。②起罐后局部皮肤出现水疱、水珠、出血点、瘀血等现象都属于拔罐治疗的正常反应，水疱轻者只需防止擦破，自然吸收就好；水疱较大时，可在水疱根部用消毒针刺破放出水液，再敷上消毒纱布以防感染。③患者体位不当、精神紧张、饥饿或拔罐吸力过大时，出现面色苍白、恶心欲吐、多汗心慌、四肢发冷等现象，即为晕罐，应立即起罐，使患者平卧，注意保暖，轻者休息片刻，喝糖水或温开水后可恢复；重者可灸百会、气海、关元、神阙等强壮穴即可恢复；仍未恢复者，急送至医院进行救治。④此操作方法要求由专业医生操作。⑤有出血倾向的患者禁用。

风市
腿痛乏力风湿重，妙取风市除痹痛

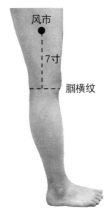

风市

7寸

腘横纹

风市

　　老年人相对气血不足，容易受风、寒、湿邪影响，引起腿痛乏力不适；而年轻人长时间久坐不动、缺乏运动，也常见腿酸疲乏，影响日常生活。古代治验《玉龙歌》中说："膝腿无力身力难，原因风湿致伤残，倘知二市穴能灸，步履悠悠渐自安（二市穴：风市、阴市二穴）。"风市能够祛风湿、通经络、止痹痛，按揉风市，主要是通过疏通下肢经脉，使气血流畅，从而预防下肢疼痛、麻木等病症的发生。尤适用于中老年人以及从事久行、久立等工作者。

　　穴名：风，即风邪，市在《康熙字典》中释为"杂聚之处"。该穴位为风气聚集之处，用于治疗风邪相关病症，故名风市。

穴性：风市是足少阳胆经腧穴，刺激该穴位有祛风利湿、舒筋活络的作用。在中医古籍《针灸大成》中有一则医案记载，一名大理寺的官员患风湿腿痛数十年，针灸家杨继洲为之针刺风市等穴位后病不再发。中医称"风为百病之长"，六淫的其他邪气多依附于风而起病，常出现风湿、风寒、风热等病症。腿部经络受风、寒、湿邪侵犯或久坐不动，致使局部气血不通、筋脉失于濡养，则见酸痛、乏力之症，故可选局部穴位施治，利用风市以祛风利湿、活血通络、止痹痛。

取穴法

在大腿外侧部的中线上，当腘横纹上 7 寸。简便取穴，直立时在大腿外侧正中线上，双手自然下垂，伸直手掌，中指尖所指之处即为风市。

操作方法

1 针刺法 适应证：①下肢瘫痪，腰腿痛，膝关节炎，坐骨神经痛，脚气；②小儿麻痹后遗症；股外侧皮神经炎，荨麻疹等。

操作方法：用 φ0.25mm×40mm 的毫针，右手持针在风市垂直进针 1.0~1.5 寸，以穴区有麻胀感为度。针刺后可留针 20~30 分钟。

注意事项：①针刺时缓慢进针，如出现刺痛感时须退出针体少许；若仍有刺痛，则立刻出针，并用示指轻揉风市至痛感缓解。②针刺深度须根据人的年龄、胖瘦而定，成年人体形偏胖者可针刺1.0~1.5寸，体形偏瘦者则以1.0寸为度；若为幼儿针刺，则根据胖瘦，以0.3~0.5寸为度。③应避免饥饿、劳累及大汗出后针刺；婴儿不适宜针刺，可改按摩法。④针刺为医疗技术操作，应由专业医生执行。

2 按摩法

适应证：下肢瘫痪，腰腿痛，膝关节炎，坐骨神经痛，小儿麻痹后遗症；股外侧皮神经炎。按摩法操作简单、方便，适合各类人群使用。

操作方法：可以手掌拍打该穴位，促进局部气血运行；或者点穴和按揉结合。操作时取坐位或平卧位，示指和中指并拢伸直成剑指，点在风市上，力量要均匀，以穴位局部出现酸胀感为佳；或者直接用拇指按揉穴位，其余四指于大腿外侧固定，力量以穴位局部出现酸胀感为佳。每日可行2~3次。

注意事项：①注意指甲不要过长，避免划伤皮肤；②按摩时力度要由轻到重，逐渐增加力度至有酸胀感为度，用力不及则穴位刺激量不足，用力骤然加重则易致疼痛不适。

3 艾灸法

适应证： 下肢瘫痪，腰腿痛，膝关节炎，坐骨神经痛，小儿麻痹后遗症；股外侧皮神经炎，荨麻疹等，且平素不耐生冷食物、下肢怕冷明显的人群。

操作方法： 行艾条灸。将艾条点着，右手持艾条距离穴位皮肤 3~5 厘米处固定悬灸，左手成掌置于穴位旁边感觉温度以调节艾条距离，以温和为度。每次艾灸 15~20 分钟，以局部皮肤微微潮红即可。艾灸过程中会出现喜热、热感渗透至大腿深部或热感扩散至整个下肢或扩散至腰部，均为正常现象；如能继续艾灸至上述灸感消失，艾灸效果更佳。

注意事项： ①艾灸法应避免饥饿、劳累时操作；②每日艾灸 1~2 次为度，不宜过频；③如果穴位皮肤存在破损或感染，禁止艾灸；④艾灸时可在旁边放置一盛水器皿以放艾灰及熄灭艾条用，必须注意避免烫伤及用火安全；⑤如艾灸后出现口干舌燥、咽喉干痛等不适，可饮用适量温热的淡盐水。

4 拔罐法

适应证： ①下肢瘫痪，腰腿痛，膝关节炎，坐骨神经痛，脚气；②小儿麻痹后遗症；股外侧皮神经炎，荨麻疹。

操作方法： 拔罐常用闪火法将火罐吸附在风市上，操作方法为用镊子或止血钳夹住 95% 的酒精棉球，点燃后在火罐内壁中段绕 1~2 圈，或短暂停留后，迅速退出并及时将火罐扣在施术部位。留罐 5~10 分钟。

注意事项：①夹住棉球后务必拧干酒精，避免酒精过多滴至镊子或止血钳，点燃后火苗顺着镊子或止血钳往下燃烧，从而烫伤手。②操作时动作迅速，才能使罐拔紧、吸附有力。③用火罐时应注意勿灼伤或烫伤皮肤，若烫伤或留罐时间太长而皮肤起水疱时，小水疱无须处理，仅敷以消毒纱布，防止擦破即可；水疱较大时，用消毒针将水放出，涂以安尔碘，或用消毒纱布包敷，以防感染。④若局部皮肤有过敏、溃疡、水肿，则不宜拔罐。

5
刺络拔罐法
（刺血拔罐法）

适应证：①下肢瘫痪，腰腿痛，膝关节炎，坐骨神经痛，脚气。②小儿麻痹后遗症；股外侧皮神经炎，荨麻疹等，且平素喜喝冷饮、咽痛口干、容易口舌生疮、怕热等热象明显者。

操作方法：在风市处行皮肤消毒后，用三棱针或注射器针头点刺穴位皮肤出血，或用梅花针叩刺至局部微微出血后，再用火罐吸拔于点刺的部位上，使之出血，以加强刺血治疗的作用。一般刺血后拔罐留置 5~10 分钟。此法功效以泻热、活血通络为主，临床辨证属热证者可应用。

注意事项：同拔罐法。但因需使用三棱针或注射器针头点刺出血，要求由专业医生操作。有出血倾向的患者禁用。

膝眼
疼痛难耐老寒腿，按揉膝眼脉络通

扫描二维码
观 看 视 频

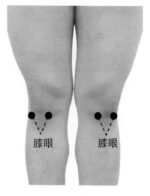

膝眼

膝关节骨性关节炎，俗称老寒腿，常见于中老年人，常因膝关节疼痛影响行走。伴随人年龄的增长，机体逐渐退化，导致滑液分泌过少，韧带、肌肉劳损，膝关节活动时如同磨盘一样转动，相互磨损，而风、寒、湿邪的外侵则加快了进展速度，使软骨老化形成骨刺，刺激、压迫周围的软组织、神经等，从而产生一系列的症状。到了霜降节气，温度变冷使得膝关节局部血管收缩、血液循环变差，使得疼痛加重。按揉膝眼，能祛风散寒除湿、通络止痛。

穴名： 该穴位分内膝眼、外膝眼 2 穴，位于膝关节髌骨两侧如眼窝凹陷，故名膝眼；外侧膝眼又名犊鼻。

穴性： 外膝眼为足阳明胃经腧穴，内膝眼为经外奇穴，刺激穴位有通经活络、疏散风寒、消肿止痛之功。中医学认为寒则血凝、经气不畅，通则不痛、痛则不通。膝关节一旦受凉，会加重局部气血凝滞，经络运行不畅而引起疼痛。因此，对膝眼进行按摩或温热，有助于促进膝关节局部的气血运行，经络通畅，从而消除疼痛以及不适感。

取穴法

屈膝，在膝关节髌韧带两侧凹陷中，内侧的称内膝眼，外侧的称外膝眼。取穴时最好正坐屈膝，此时在膝盖内外侧分别可触及凹陷，内侧的凹陷就是内膝眼，外侧的凹陷就是外膝眼。

操作方法

1 针刺法

适应证： 膝关节疼痛，鹤膝风，腿痛，类风湿关节炎，髌骨滑囊炎，下肢瘫痪，脚气等。

操作方法： 用 φ0.25mm × 40mm 的毫针，向膝中斜刺 0.5~1.0 寸，或透刺对侧膝眼，以穴区有麻胀感为度。针刺后可留针 20~30 分钟。

注意事项： ①针刺时缓慢进针，如出现刺痛感时须退出针体少许；若仍有刺痛，则立刻出针，并用示指轻揉穴位至痛感缓解。②应避免饥饿、劳累及大汗出后针刺。③针刺为医疗技术操作，应由专业医生执行。

2 按摩法

适应证：适合上述各种症状。按摩法操作简单、方便，适合各类人群使用。

操作方法：行指揉法。以拇指及示指分别置于同侧的内膝眼、外膝眼，以微觉酸胀力度按揉 5~10 分钟，每日可行多次。也可边按揉边用拇指及示指对捏内膝眼、外膝眼，以加强穴位刺激。

注意事项：①注意指甲不要过长，避免划伤皮肤；②按摩时力度要由轻到重，逐渐增加力度至有酸胀感为度。

3 艾灸法

适应证：适合上述各种症状。

操作方法

（1）艾条灸：将艾条点着，右手持艾条距离膝眼皮肤 3~5 厘米处进行悬灸，左手成掌置于穴位旁边感觉温度以调节艾条距离，以感觉温和为度。每次艾灸约 20 分钟，以局部皮肤微微潮红即可。艾灸过程中会出现喜热、热感直透膝盖深部或热感扩散至整个下肢，均为正常现象；如能继续艾灸至上述灸感消失，艾灸效果更佳。

（2）隔姜灸：准备姜片，取适当大小的生姜切成直径 2~3 厘米、厚 3~4 毫米的类圆形，用牙签扎 5~9 个小孔，可助灸热下传。艾灸时须取平卧位，将准备好的姜片平放于膝眼处，上置大小适中的艾炷（艾炷底径不能超出姜片），点燃施灸。

艾灸以感觉温热、舒适为度。如感觉灼热或刺痛，则将姜片稍提起片刻，然后重新放置于穴位上，如此反复至艾灸结束；或将姜片上下小幅度平移，以保持温热感持续、渗透。隔姜灸一般艾灸 3~5 壮 / 次（1 个艾炷为 1 壮）。

注意事项：①艾灸法应避免饥饿、劳累时操作；②每日艾灸 1~2 次为度，不宜过频；③如果穴位皮肤存在破损或感染，禁止艾灸；④艾灸时可在旁边放置一盛水器皿以放艾灰及熄灭艾条用，必须注意避免烫伤及用火安全；⑤如艾灸后出现口干舌燥、咽喉干痛等不适，可饮用适量温热的淡盐水。

腰阳关
风、寒、湿邪易伤阳，腰阳关穴来温养

扫描二维码
观看视频

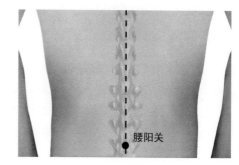

腰阳关

腰阳关

　　古人认为腰是人体的根本，"善调之，则本固而叶荣。"（明·吴昆《医方考》）腰部强壮，则如树木一样，根深而叶茂，让人精神焕发。人若机体虚弱，气血不足，腰部就如同失去灌溉的根部，易受风、寒、湿邪气的侵袭，导致脉络受损、瘀血凝滞，出现腰部酸软、俯仰不力，影响人们的日常生活与工作。想护腰、强腰，就不能不提及腰部运动之枢纽、阳气通行的关隘——腰阳关！

　　穴名：阳，指下焦之阳气；关，指关卡、要塞之地，亦指机关、枢纽之处。该穴位为督脉经气出入之所，穴当腰部之要冲，为腰部阳气聚集通行及腰部运动之机关，故名腰阳关。

穴性：腰阳关是督脉腧穴，督脉为阳脉之海，总督一身之阳，故刺激腰阳关有温肾强腰之功。中医学认为，腰为肾之府、肾为先天之本。腰中阳气的充盈与否，与肾气的强盛、虚衰密切相关。若肾阳不足、肾气偏虚，则容易出现腰部酸软、站立不稳、俯仰不力等症状。作为督脉之要穴，腰腿运动之枢纽，腰阳关对腰部以及下肢经气的调理起着不可代替的作用。中医把人体的颈、胸、腰椎分别称为风寒关、气血关、寒冷关，腰阳关则正处于寒冷关的中间地带。若此处经络不通，则会经气不畅，阳气不达，所表现出来的就是腰腿部疼痛、下肢冰冷。腰阳关总督腰部和下肢运动，能使经气上下贯通、阳气通达。因此，要温养腰部阳气，补肾强腰，就多按按腰阳关，给腰部做做保健操。

取穴法

站立或坐位取穴，在后正中线上，第4腰椎棘突下凹陷中（在躯体外侧下部摸到盆骨最高点，为髂嵴；髂嵴连线与后正中线的交点约平第4腰椎棘突）。

操作方法

1　针刺法　适应证：因肾阳虚衰引起的腰部酸软或疼痛不适、站立不稳、俯仰不力人群；月经不调、赤白带下等妇科病症；遗精、阳痿等男科病证。

操作方法：行指切进针法。用 φ0.25mm × 40mm

的毫针，左手拇指或示指端切按腰阳关，右手持针将针直刺腰阳关 1.0～1.5 寸，针刺后可留针 20～30 分钟。

注意事项：①腰阳关不宜针刺过深，过深容易刺中脊髓；②针刺深度须根据人的年龄、胖瘦而定，成年人体形偏胖者可针刺至 1.5 寸，体形偏瘦者以 0.5～1.0 寸为度；若为幼儿针刺，则根据胖瘦，以 0.3～0.5 寸为度。③针刺为医疗技术操作，应由专业医生执行。

2 按摩法

适应证：腰骶疼痛、下肢痿痹等。按摩法操作简单、方便，适合各类人群使用。

操作方法

（1）点揉法：手微握拳，拇指指腹按于穴位上，稍用力点揉，以感觉微微发热为度。

（2）捶法：手握空拳，以拇指侧捶打穴位，力度以感觉轻微酸胀为度。每次可按摩 2～3 分钟，2～3 次 / 日。按摩结束后可用热毛巾在腰阳关的位置热敷，保持恒温 20～30 分钟，可缓解腰部不适症状。

注意事项：①注意指甲不要过长，避免划伤皮肤；②按摩时力度要由轻到重，逐渐增加力度至有酸胀感为度；③按摩后饮用适量温开水，稍作休息即可。

3 艾灸法

适应证：对于平素腰部偏冷，或腰部容易汗出、潮湿的人群，或月经不调、赤白带下、遗精、阳痿等辨证属寒湿证的人群可使用该法，轻者可使用艾条悬灸法，症状明显的患者可以选用隔姜灸。

操作方法

（1）艾条灸：将艾条点着，右手持艾条距离穴位皮肤 3~5 厘米处固定悬灸，左手垂直于穴位旁边感觉温度以调节艾条距离，以温和为度。每次艾灸 15~20 分钟，以局部皮肤微微潮红即可。艾灸过程中会出现喜热、热感扩散整个腰背部，均为正常现象；如能继续艾灸至上述灸感消失，艾灸效果更佳！

（2）隔姜灸：准备姜片，取适当大小的生姜切成直径 2~3 厘米、厚 3~4 毫米的类圆形，用牙签扎 5~9 个小孔，可助灸热下传。艾灸时须取俯卧位，暴露穴位皮肤，将准备好的姜片平放于穴位上，姜片上置大小适中的艾炷（艾炷底径不能超出姜片），点燃施灸。艾灸以感觉温热、舒适为度。如感觉灼热或刺痛，则将姜片稍提起片刻，然后重新放置于穴位上，如此反复至艾灸结束；或将姜片上下小幅度平移，以保持温热感持续、渗透。隔姜灸一般艾灸 3~5 壮/次（1 个艾炷为1 壮）。

注意事项：①艾灸法应避免饥饿、劳累时操作；②每日艾灸 1~2 次为度，不宜过频；③如果穴位

皮肤存在破损或感染，禁止艾灸；④艾灸时可在旁边放置一盛水器皿以放艾灰及熄灭艾条用，必须注意避免烫伤及用火安全；⑤如艾灸后出现口干舌燥、咽喉干痛等不适，可饮用适量温热的淡盐水。

5

第五章

美容护肤类

曲池
护肤止痒，用曲池祛湿

扫描二维码
观看视频

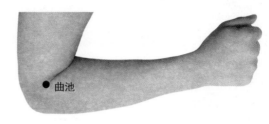

曲池

曲池

谷雨节气是春季最后一个节气。《月令七十二候集解》中说，"三月中，自雨水后，土膏脉动，今又雨其谷于水也……盖谷以此时播种，自下而上也。"这是谷雨名字的由来。谷雨节气的到来意味着寒潮天气的结束，天气逐渐变热，雨水增多，空气中的湿度增加。中医认为脾喜燥恶湿，人们在湿热的周围环境中亦易感受湿热之邪，皮肤病症多发，表现为皮疹、瘙痒，甚至影响夜间睡眠。我们除了做好日常生活中的清洁卫生之外，还可以按揉曲池，清热利湿，祛风止痒，保护皮肤。

穴名：曲，为屈曲、弯曲之义。该穴位处于肘关节附近，屈肘时按之凹陷，形状如水池，故名为曲池。

穴性：曲池为手阳明大肠经合穴，刺激该穴位有清热利湿、祛风止痒之效。中医认为，湿疹多由于湿热之邪郁结肌肤所致；若湿疹瘙痒无定时，多兼夹风邪，故选取曲池施治，清利体内湿热，兼可疏散风邪，而达到止痒护肤的功效。

取穴法

曲池位于手肘处，屈肘 90° 时，在肘横纹外侧端与肱骨外上髁连线的中点；完全屈肘，则在肘横纹外侧端处。

操作方法

1 针刺法

适应证：适合上述各种症状。

操作方法：行指切进针法。用 φ0.25mm × 40mm 的毫针，左手拇指或示指的指甲掐切所刺腧穴，右手持针将针紧靠左手指甲缘刺入皮下 0.5 ~ 1.0 寸，以穴区有麻胀感为度。针刺后可留针 20 ~ 30 分钟。

注意事项：①针刺时缓慢进针，如出现刺痛感时须退出针体少许；若仍有刺痛感，则立刻出针，并用示指轻揉局部至痛感缓解。②针刺深度须根据人的年龄、胖瘦而定，成年人体形偏胖者可针刺 0.5 ~ 1.5 寸，体形偏瘦者则以 0.3 ~ 0.5 寸为度；若为幼儿针刺，则根据胖瘦，以 0.3 ~ 0.5 寸为度。③应避免饥饿、劳累及大汗出后针刺；孕妇不宜针刺；幼儿不适宜针刺，可改按摩法。④针刺为医疗技术操作，应由专业医生执行。

2 按摩法

适应证：适合上述各种症状。按摩法操作简单、方便，适合各类人群使用。

操作方法：行指柔法。用拇指指腹点按曲池，其余四指抓住肘关节以固定，按揉力度以酸痛感可耐受为宜，每次按揉 10~15 分钟，每日可多次按揉。对长期使用电脑的人，按揉曲池也可以起到缓解手臂酸痛的效果。

注意事项：①注意指甲不要过长，避免划伤皮肤；②按摩时力度要由轻到重，逐渐增加力度至有酸胀感为度，用力不及则穴位刺激量不足，用力骤然加重则易致疼痛、呕吐不适；③按摩后饮用适量温开水，稍作休息即可。

3 刺血法

适应证：适合上述各种症状，合并有口干、口苦、咽喉肿痛等热象者。

操作方法：常规消毒后，左手拇指、示指固定点刺部位，右手持三棱针或注射器针头直刺 2~3 毫米，快进快出，点刺后采用反复交替挤压和舒张针孔的方法，使出血数滴，右手捏干棉球将血液擦去。为了提高疗效，保证出血量，出针后可立即加用拔罐。

注意事项：①对出血量较大者，术前做好解释工作；②必须无菌操作，以防感染；③操作手法要稳、准、快，一针见血；④大病体弱、贫血、孕妇和自发性出血倾向者禁用；⑤刺血为医疗技术操作，应由专业医生执行。

4 艾灸法

适应证：适合上述各种症状，合并有食欲减退、大便质黏、周身困重等，以湿为重，热象不明显者。

操作方法

（1）艾条灸：将艾条点着，右手持艾条距离穴位皮肤 3～5 厘米处固定悬灸，左手成掌置于穴位旁边感觉温度以调节艾条距离，以感觉温和为度。每次艾灸 15～20 分钟，以局部皮肤微微潮红即可。艾灸过程中会出现喜热、热感直透肘部或热感扩散整个上臂，均为正常现象；如能继续艾灸至上述灸感消失，艾灸效果更佳。

（2）隔姜灸：准备姜片，取适当大小的生姜切成直径 2～3 厘米、厚 3～4 毫米的类圆形，用牙签扎 5～9 个小孔，可助灸热下传。艾灸时须取平卧位，暴露穴位皮肤（注意室内温度，避免着凉），将准备好的姜片平放于穴位上，上置大小适中的艾炷（艾炷底径不能超出姜片），点燃施灸。艾灸以感觉温热、舒适为度。如感觉灼热或刺痛，则将姜片稍提起片刻，然后重新放置于穴位上，如此反复至艾灸结束；或将姜片上下小幅度平移，以保持温热感持续、渗透。隔姜灸一般艾灸3～5壮/次（1个艾炷为1壮）。

注意事项：①艾灸法应避免饥饿、劳累时操作；②每日艾灸1～2次为度，不宜过频；③如果穴位皮肤存在破损或感染，禁止艾灸；④艾灸时可在旁边放置一盛水器皿以放艾灰及熄灭艾条用，必须注意避免烫伤及用火安全；⑤如艾灸后出现口干舌燥、咽喉干痛等不适，可饮用适量温热的淡盐水。

血海
常按这个穴位，告别皮肤干燥、瘙痒

扫描二维码
观 看 视 频

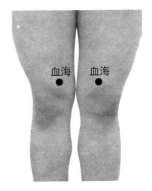

血海

　　白皙、润泽的肌肤，每个人都会渴望！而冷风肆虐、气候干燥的冬天，却又容易引起皮肤水分缺失，导致皮肤干燥、缺少光泽、瘙痒。中医认为风是导致皮肤瘙痒的主要原因，外风侵袭或虚风内生，都会影响气血的运行，使血不养肤，故而出现皮肤干燥、瘙痒的表现。想要摆脱瘙痒困扰，中医有妙招，常按血海，皮肤润泽气色好！

　　穴名： 血，即气血；海，为江河百川归流之处。该穴位为人体气血汇聚之处，可用于治疗气血相关病症，故名血海。

　　穴性： 血海为足太阴脾经腧穴，刺激该穴位有补益气血、利湿止痒之效。中医学认为，脾胃为气血生化之源，且可通利水湿。气血充足，则能够提供必需的营养，滋养肌肤；水湿通利，则体内的代谢废物可以排出体外，使肌肤健康。经常按揉脾经的血海，能够帮助脾胃消化吸收，补充肌肤所需的气血营养，让肌肤润泽、自然美丽！

取穴法

在大腿前内侧取穴。正坐屈膝，在髌骨内上缘直上 2 寸（以拇指指间横纹的长度为 1 寸），触及稍隆起肌肉处。

操作方法

1　**针刺法**　适应证：肤色晦暗无光泽、苍白等。

操作方法：行指切进针法。用 φ0.25mm × 40mm 的毫针，左手拇指或示指的指甲掐切腧穴，右手持针将针紧靠左手指甲缘刺入皮下 0.5 ~ 1.0 寸，以穴区有麻胀感为度。针刺后可留针 20 ~ 30 分钟。

注意事项：①针刺时缓慢进针，如出现刺痛感时须退出针体少许；若仍有刺痛，则立即出针，并用示指轻揉血海至痛感缓解。②针刺深度须根据人的年龄、胖瘦而定，成年人体形偏胖者可针刺 0.5 ~ 1.5 寸，体形偏瘦者以 0.3 ~ 0.5 寸为度；惧怕针刺或既往晕针者，不宜针刺，可选用按摩法或艾灸法。③应避免饥饿、劳累及大汗出后针刺。④针刺为医疗技术操作，应由专业医生执行。

2 按摩法

适应证：适合上述各种症状。按摩法操作简单、方便，适合各类人群使用。

操作方法：点穴和按揉结合，用拇指按于血海上，行强度适中的点按，可配合适中力度按揉至局部出现微微酸痛感，每次约 10 分钟。可以每日多次，但应以舒适为度。

注意事项：①注意指甲不要过长，避免划伤皮肤；②按摩时力度要由轻到重，逐渐增加力度至有酸胀感为度，用力不及则穴位刺激量不足，用力骤然加重则易致疼痛等不适；③按摩后饮用适量温开水，稍作休息即可。

3 艾灸法

适应证：肤色晦暗无光泽、苍白，且平素多伴怕冷等。虚寒症状较轻时，可选用艾条灸；虚寒症状明显，则选用隔姜灸。

操作方法

（1）艾条灸：将艾条点着，右手持艾条距离穴位皮肤 3~5 厘米处固定悬灸，左手成掌置于穴位旁边感觉温度以调节艾条距离，以感觉温和为度。每次艾灸 15~20 分钟，以局部皮肤微微潮红即可。艾灸过程中会出现喜热、热感直透大腿或热感扩散整个腿部，均为正常现象；如能继续艾灸至上述灸感消失，艾灸效果更佳！

（2）隔姜灸：准备姜片，取适当大小的生姜切成直径2~3厘米、厚3~4毫米的类圆形，用牙签扎5~9个小孔，可助灸热下传。艾灸时须取平卧位，暴露穴位皮肤（注意室内温度，避免着凉），将准备好的姜片平放于穴位上，上置大小适中的艾炷（艾炷底径不能超出姜片），点燃施灸。艾灸以感觉温热、舒适为度。如感觉灼热或刺痛，则将姜片稍提起片刻，然后重新放置于穴位上，如此反复至艾灸结束；或将姜片上下小幅度平移，以保持温热感持续、渗透。隔姜灸一般艾灸3~5壮/次（1个艾炷为1壮）。

注意事项：①艾灸法应避免饥饿、劳累时操作；②每日艾灸1~2次为度，不宜过频；③如果穴位皮肤存在破损或感染，禁止艾灸；④艾灸时可在旁边放置一盛水器皿以放艾灰及熄灭艾条，必须注意避免烫伤及用火安全；⑤如艾灸后出现口干舌燥、咽喉干痛等不适，可饮用适量温热的淡盐水。

三阴交
美容养颜、妇科调理，女人常用三阴交

扫描二维码
观 看 视 频

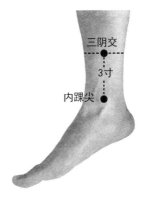

三阴交

　　"清水出芙蓉，天然去雕饰。"清水芙蓉的白里透红，是女人一生的追求。衰老是不可避免的一个过程，它是多种因素综合作用的结果，肾虚渐亏为衰老的根本，脾胃虚弱是促进衰老的重要环节，肝之气血虚实是衰老的始因。衰老不可避免，但我们可以延缓衰老。"女子要不老，常按三阴交"，三阴交是足太阴脾经、足少阴肾经和足厥阴肝经三条阴经交会之处。其中脾能化生气血，统摄血液；肝能藏血；肾精能生气血，故三阴交有健脾益血、调肝补肾的作用，对美容养颜、调理妇科疾病、延缓衰老均具有奇效。

　　穴名：该穴位处于足少阴肾经、足厥阴肝经和足太阴脾经

三条经络的交点，故名为三阴交。

穴性： 三阴交属于足太阴脾经的穴位，处于三条阴经的交点，因此刺激该穴位有调脾气、养肝血、益肾精之功。中医认为，人容颜的衰老是由于气血精微物质缺乏，不能往上濡养头面，而出现脱发、面色失去光泽、黄斑等；而"妇人之病，当以经血为先"，肝藏血、脾统血，通过刺激三阴交，可以调养肝脾气血、补益肾精，不但可以使得人的容貌得到保养，焕发新彩，也能调理一系列妇科疾病。

取穴法

该穴位在小腿内侧面，离内踝尖上3寸，在胫骨后缘。手掌示指、中指、无名指及小指并拢，四指的横距则为3寸。

操作方法

1

针刺法　适应证：肤色晦暗无光泽、月经不调、痛经等，兼有腹部胀痛明显。

操作方法：指切进针法。用 φ0.25mm × 40mm 的毫针，左手拇指或示指的指甲掐切所刺腧穴，右手持针将针紧靠左手指甲缘刺入皮下 0.5～1.0 寸，以穴区有麻胀感为度。针刺后可留针 20～30 分钟。

注意事项：①针刺时缓慢进针，如出现刺痛感时须退出针体少许；若仍有刺痛，则立刻出针，并用示指轻揉三阴交至痛感缓解。②针刺深度须根据人的年龄、胖瘦而定，成年人体形偏胖者可针刺 0.5~1.5 寸，体形偏瘦者则以 0.3~0.5 寸为度；惧怕针刺或既往晕针者，不宜针刺，可选用按摩法或艾灸法。③应避免饥饿、劳累及大汗出后针刺；孕妇不宜针刺；幼儿不适宜针刺，可改按摩法。④针刺为医疗技术操作，应由专业医生执行。

2 按摩法

适应证：适合上述各种症状。按摩法操作简单、方便，适合各类人群使用。

操作方法：点穴和按揉结合，用拇指按于三阴交上，行强度适中的点按，可配合适中力度按揉至局部出现微微酸痛感，每次约 10 分钟。可以每日多次，但应以舒适为度。需要注意的是，妊娠时不能刺激三阴交！

注意事项：①注意指甲不要过长，避免划伤皮肤；②按摩时力度要由轻到重，逐渐增加力度至有酸胀感为度，用力不及则穴位刺激量不足，用力骤然加重则易致疼痛等不适；③按摩后饮用适量温开水，稍作休息即可。

3 艾灸法

适应证：肤色晦暗无光泽、月经不调、痛经等，且平素不耐生冷食物、容易腹泻和腹部皮肤冰凉的胃寒人群。脾胃虚寒症状较轻时，可选用艾条灸；虚寒症状明显，则选用隔姜灸。

操作方法

（1）艾条灸：将艾条点着，右手持艾条距离穴位皮肤3~5厘米处固定悬灸，左手成掌置于穴位旁边感觉温度以调节艾条距离，以感觉温和为度。每次艾灸15~20分钟，以局部皮肤微微潮红即可。艾灸过程中会出现喜热、热感直透小腿或热感扩散整个腿部，均为正常现象；如能继续艾灸至上述灸感消失，艾灸效果更佳！

（2）隔姜灸：准备姜片，取适当大小的生姜切成直径2~3厘米、厚3~4毫米的类圆形，用牙签扎5~9个小孔，可助灸热下传。艾灸时须取平卧位，暴露穴位皮肤（注意室内温度，避免着凉），将准备好的姜片平放于穴位上，上置大小适中的艾炷（艾炷底径不能超出姜片），点燃施灸。艾灸以感觉温热、舒适为度。如感觉灼热或刺痛，则将姜片稍提起片刻，然后重新放置于穴位上，如此反复至艾灸结束；或将姜片上下小幅度平移，以保持温热感持续、渗透。隔姜灸一般艾灸3~5壮/次（1个艾炷为1壮）。

注意事项：①艾灸法应避免饥饿、劳累时操作；②每日艾灸1~2次为度，不宜过频；③如果穴位皮肤存在破损或感染，禁止艾灸；④艾灸时可在旁边放置一盛水器皿以放艾灰及熄灭艾条用，必须注意避免烫伤及用火安全；⑤如艾灸后出现口干舌燥、咽喉干痛等不适，可饮用适量温热的淡盐水。

四白
四白养气血，妙用可美容

扫描二维码
观看视频

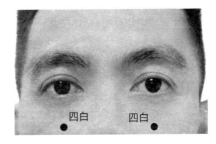

四白

随着生活水平的大幅提高，追求健康和美丽的人越来越多，人们对自己的"面子"问题也越来越重视。《孝经纬》中曰："夏至者，言万物于此，假大而极至也。"夏至这天，太阳直射地面的位置到达一年的最北端，北半球各地的白昼时间达到全年最长，得到的太阳辐射最多。对于北回归线及其以北的地区来说，夏至日也是一年中正午太阳高度最高的一天。顺应夏至天时，人体也处于一年四季气血最旺盛的时候。我们可以利用好这时机，选用四白，促进面部气血运行，起到美容的妙用！

穴名：四，为四方、四面之义，指范围宽广；白，指素色，有洁白之义。该穴位于面部平坦、肌肉丰厚之处，有令人色白之效，故名四白。

穴性： 四白为足阳明胃经的经穴，刺激该穴位有益气养血、疏经通络之效。中医学认为，人如果气血不足，不能够上荣头面，则会表现出面色苍白或萎黄。皮肤干燥、缺少光泽等；而且，对于部分脸上容易长雀斑的人，局部的气血不畅也是重要的诱因之一。足阳明胃经是多气多血之经，顺应天时，取脸上局部的四白，不但促进胃经的气血上荣头面，还可疏通局部经络。气血充足，能够润养头面，自然好气色。

取穴法

正坐，直视前方取穴，在瞳孔直下，沿着下眼眶骨边，再下1寸（以拇指指间横纹距离量取）可触及凹陷小孔，即是四白。

操作方法

1 针刺法 适应证：肤色晦暗无光泽、有黄褐斑等。

操作方法：行指切进针法。用 φ0.25mm × 25mm 的毫针，左手拇指或示指的指甲掐切所刺腧穴，右手持针，将针紧靠左手指甲缘刺入皮下 0.3～0.5寸，以穴区有麻胀感为度。针刺后可留针 20～30 分钟。

注意事项：①缓慢进针，如出现刺痛感须退出针体少许；若仍有刺痛，则立刻出针，并用示指轻揉四白至痛感缓解。②皮下肌层及脂肪不多，针刺不宜过深；惧怕针刺或既往晕针者，不宜针刺，可选用按摩法或艾灸法。③应避免饥饿、劳累及大汗出后针刺；幼儿不适宜针刺，可改按摩法。④针刺为医疗技术操作，应由专业医生执行。

2 按摩法　适应证：适合上述各种症状。按摩法操作简单、方便，适合各类人群使用。

操作方法：点穴和按揉结合，拇指按于四白上，行强度适中的点按，可配合适中力度按揉至感觉局部微微酸痛，每次约 10 分钟。可以每日多次，但应以舒适为度。

注意事项：①注意指甲不要过长，避免划伤皮肤。②按摩时力度要由轻到重，逐渐增加力度至有酸胀感为度，用力不及则穴位刺激量不足，用力骤然加重则易致疼痛等不适。③按摩后饮用适量温开水，稍作休息即可。

3 艾灸法　适应证：适合上述各种症状。

操作方法：将艾条点着，右手持艾条距离穴位皮肤 3~5 厘米处固定悬灸，左手成掌置于穴位旁边感觉温度以调节艾条距离，以感觉温和为度。每次艾灸 15~20 分钟，以局部皮肤微微潮红即可。艾灸过程中会出现喜热、热感直透面部或热感扩散整个面部，均为正常现象；如能继续艾灸至上述灸感消失，艾灸效果更佳。

注意事项：①艾灸法应避免饥饿、劳累时操作；②每日艾灸1~2次为度，不宜过频；③如果穴位皮肤存在破损或感染，禁止艾灸；④艾灸时可在旁边放置一盛水器皿以放艾灰及熄灭艾条用，必须注意避免烫伤及用火安全；⑤如艾灸后出现口干舌燥、咽喉干痛等不适，可饮用适量温热的淡盐水。

太溪

经常脱发？除了按摩头部，还可用这个穴位

扫描二维码
观看视频

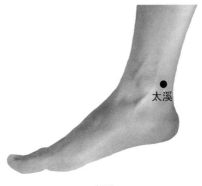

太溪

　　现代人生活、工作节奏加快，作息不规律，无形的压力增多，脱发似乎已不是老年人的专利，越来越多的青年 / 中年人也早早遇上脱发的烦恼。《黄帝内经》中云："肾者，其华在发。"头发伴随人的一生，从童年、少年、青年、壮年到老年的演变，都和肾气的盛衰有着直接以及密切的关系。想固发、美发，除了经常按摩头部外，还可以常按补肾要穴——太溪！

　　穴名：太，通大，意为极大、极多；溪，在《康熙字典》中云："水主川曰溪"，指水由溪流汇聚成河川。该穴位为肾经元气聚集、充盈之处，犹如水流汇聚成河川，故名太溪。

穴性：太溪为足少阴肾经的原穴，刺激该穴位有补益肾气、通调三焦之功。中医学对头发有两种认识，"肾，其华在发""发为血之余"。头发的疏密、润泽，与肾气、血液的濡养是否充足密切相关。无论劳累过度、耗损气血，还是痰湿内阻、气血不能通达头部，都会影响人头发的质量。刺激太溪可益肾而补气血，还可通调三焦而去痰湿，从而让头发得到充足的气血濡养，起到固发、美发的作用！

取穴法

在足内侧，内踝后方，内踝尖与跟腱之间的凹陷处。

操作方法

1 针刺法

适应证：经常脱发，头发稀疏者。

操作方法：行指切进针法。用 φ0.25mm × 25mm 的毫针，左手拇指或示指的指甲掐切所刺腧穴，右手持针将针紧靠左手指甲缘刺入皮下 0.5 ~ 0.8 寸，以穴区有麻胀感为度。针刺后可留针 20 ~ 30 分钟。

注意事项：①针刺时缓慢进针，如出现刺痛感时须退出针体少许；若仍有刺痛，则立刻出针，并用示指轻揉穴位局部至痛感缓解。②针刺深度须根据人的年龄、胖瘦而定，成年人体形偏胖者可针刺 0.5 ~ 0.8 寸，体形偏瘦者则以 0.3 ~ 0.5 寸为度；惧怕针刺或既往晕针者，不宜针刺，可选用按摩法或艾灸法。③应避免饥饿、劳累及大汗出后针刺。④针刺为医疗技术操作，应由专业医生执行。

2 按摩法

适应证：适合上述各种症状。按摩法操作简单、方便，适合各类人群使用。

操作方法：点穴和按揉相结合，拇指按于太溪上，行强度适中的点按，可配合适中力度按揉至感觉局部微微酸痛，每次约 10 分钟。可以每日多次，但应以舒适为度。

注意事项：①注意指甲不要过长，避免划伤皮肤；②按摩时力度要由轻到重，逐渐增加力度至有酸胀感为度，用力不及则穴位刺激量不足，用力骤然加重则易致疼痛等不适；③按摩后饮用适量温开水，稍作休息即可。

3 艾灸法

适应证：经常脱发、头发稀疏者，特别是伴有腰膝酸软、小便清长、平素下肢怕冷等。

操作方法

（1）艾条灸：将艾条点着，右手持艾条距离穴位皮肤 3~5 厘米处固定悬灸，左手成掌置于穴位旁边感觉温度以调节艾条距离，以感觉温和为度。每次艾灸15～20分钟，以局部皮肤微微潮红即可。艾灸过程中会出现喜热、热感直透脚踝或热感扩散整个腿部，均为正常现象；如能继续艾灸至上述灸感消失，艾灸效果更佳！

（2）隔姜灸：准备姜片，取适当大小的生姜切成直径2～3厘米、厚3～4毫米的类圆形，用牙签扎5～9个小孔，可助灸热下传。艾灸时须取平卧位，暴露穴位皮肤（注意室内温度，避免着凉），将准备好的姜片平放于穴位上，上置大小适中的艾炷（艾炷底径不能超出姜片），点燃施灸。艾灸以感觉温热、舒适为度。如感觉灼热或刺痛，则将姜片稍提起片刻，然后重新放置于穴位上，如此反复至艾灸结束；或将姜片上下小幅度平移，以保持温热感持续、渗透。隔姜灸一般艾灸3～5壮/次（1个艾炷为1壮）。

注意事项：①艾灸法应避免饥饿、劳累时操作；②每日艾灸1～2次为度，不宜过频；③如果穴位皮肤存在破损或感染，禁止艾灸；④艾灸时可在旁边放置一盛水器皿以放艾灰及熄灭艾条用，必须注意避免烫伤及用火安全；⑤如艾灸后出现口干舌燥、咽喉干痛等不适，施灸后可饮用适量温热的淡盐水。

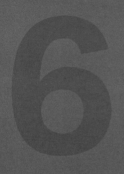

第六章

四时养生

保健类

睛明
学会这一招，人人都说好"眼光"

扫描二维码
观 看 视 频

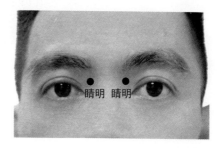

睛明

　　在信息爆炸的时代，使用电脑和手机已经成为人们生活不可缺少的一部分，大部分的信息都需要眼睛去浏览。人们在工作时间面对电脑处理日常工作任务，休息时间拿手机刷抖音、打游戏以放松心情。长时间用眼易造成眼疲劳、视物模糊、干涩疼痛，甚至迎风流泪，让人心烦意乱。俗话说"眼睛是心灵的窗户"，擦亮"心灵的窗户"，享受好视力，可以学学按摩这个穴位！

　　穴名：睛即明睛，能使眼睛明亮、视物清晰的穴位，故名睛明。

　　穴性：睛明是足太阳膀胱经的第 1 个穴位，刺激该穴位有明目退翳的作用。经络学认为，足太阳膀胱经的经气结于命门（即双目）。长时间用眼，或者年老阴血不足，都会导致眼睛缺乏气血的供养而出现视物模糊、干涩疼痛等症状。足太阳膀胱经为多血之经，刺激眼周的睛明，能够促进经络气血上行，而起到濡养双目、改善视力的作用。

目内眦角稍上方凹陷处（约眉头与目内眦连线的中点处）。

操作方法

1 **针刺法** 　适应证：视物模糊、干涩疼痛，甚至迎风流泪等。

操作方法：行指切进针法。用 φ0.25mm × 25mm 的毫针，左手拇指或示指的指甲掐切所刺腧穴，右手持针将针紧靠左手指甲缘刺入皮下 0.3～0.5 寸，以穴区有麻胀感为度。针刺后可留针 20～30 分钟。

注意事项：①缓慢进针，如出现刺痛感时须退出针体少许；若仍有刺痛，则立刻出针，并用示指轻揉穴位局部至痛感缓解。②皮下肌层及脂肪不多，针刺不宜过深；惧怕针刺或既往晕针者，不宜针刺，可选用按摩法。③应避免饥饿、劳累及大汗出后针刺；幼儿不适宜针刺，可改按摩法。④针刺为医疗技术操作，应由专业医生执行。

2 按摩法

适应证：适合上述各种症状。按摩法操作简单、方便，适合各类人群使用。

操作方法：自然闭目，以拇指、示指按于两侧睛明，稍用力对按并提捏，以局部轻微酸胀为度，操作 21 次。再用双手拇指、示指如法分别提捏双目外眦（即眼外角旁皮肤）21 次，后将双手心搓热，熨于双目，待凉后放开双手、睁眼视远方数秒。古人言此法"常行之，眼能洞见（即可改善视力）。"

注意事项：①注意指甲不要过长，避免划伤皮肤；②按摩时力度要由轻到重，逐渐增加力度至有酸胀感为度，用力不及则穴位刺激量不足，用力骤然加重则易致疼痛等不适。

瞳子髎
按揉瞳子髎，一招消除视疲劳

扫描二维码
观 看 视 频

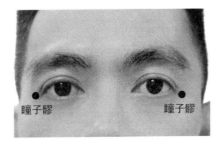

瞳子髎

视疲劳，俗称眼疲劳。主要以视物模糊、眼睛干涩、眼部酸胀、流泪为主要表现，甚至伴有视力下降、头痛、恶心等症状，影响人的工作与生活。随着电脑及手机的普及，长时间面对屏幕，眼睛眨眼次数减少，造成眼泪分泌相应减少，同时荧屏闪烁强烈刺激眼睛，极易诱发视疲劳，视疲劳还会引发或加重各种眼病。所以，人需要暂时离开屏幕，让眼睛休息的同时，按揉瞳子髎，可以预防及消除眼疲劳，给人一个明亮的世界！

穴名：瞳子，即瞳孔，泛指眼睛；髎，意为骨头之间的空隙。该穴位于眼睛旁的骨头边缘，用于治疗眼疾，故名为瞳子髎。

穴性：瞳子髎是足少阳胆经的第 1 个穴位，刺激该穴位有活血通络、清热明目之效。古人云："久视伤血"，长时间用眼会耗损气血，导致眼睛失于濡养，就会出现视物模糊、眼睛干涩等症状。因此，选用瞳子髎，可以活血通络，引气血上荣眼目；且又清热疏风，使得眼中津液不易于消耗，以缓解眼睛干涩。

取穴法

正坐取穴，在眼角水平外侧，循着眼眶往后，摸到眼眶后缘凹陷处，即是瞳子髎。

操作方法

1 **针刺法** 适应证：视物模糊、眼睛干涩、流泪等。

操作方法：行指切进针法。用 φ0.25mm × 25mm 的毫针，左手拇指或示指的指甲掐切所刺腧穴，右手持针将针紧靠左手指甲缘刺入皮下 0.3～0.5 寸，以穴区有麻胀感为度。针刺后可留针 20～30 分钟。

注意事项：①缓慢进针，如出现刺痛感时须退出针体少许；若仍有刺痛，则立刻出针，并用示指轻揉穴位局部至痛感缓解。②该穴位皮下肌层及脂肪不多，针刺不宜过深；惧怕针刺或既往晕针者，不宜针刺，可选用按摩法。③应避免饥饿、劳累及大汗出后针刺；幼儿不适宜针刺，可改按

摩法。④针刺为医疗技术操作，应由专业医生
执行。

2 按摩法

适应证：适合上述各种症状。按摩法操作简单、
方便，适合各类人群使用。

操作方法：行指揉法。用示指或中指放于瞳子
髎上，稍用力按揉，以微觉酸胀为度，每次操作
5～10 分钟。操作时可闭目养神、放松心情、自然
呼吸，把注意力集中在双眼，可加强疗效。

注意事项：①注意指甲不要过长，避免划伤皮肤；
②按摩时力度要由轻到重，逐渐增加力度至有酸胀
感为度，用力不及则穴位刺激量不足，用力骤然
加重则易致疼痛等不适；③按摩后饮用适量温开
水，稍作休息即可。

养老
中年养生，这个穴位不能少

扫描二维码
观看视频

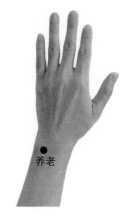

养老

养老

《灵枢经·卫气失常》中云："人年五十以上为老。"人到中年，如果不健康生活，容易出现视物昏蒙、筋肉拘紧、肩臂酸痛、不耐行走等症状。"养老，益者为养，以其该穴主治目视不明、耳闭不闻、肩欲折、臂如拔、手不能自上下"，利用养老可以治疗中老年常见多发疾病。做好中年养生，不妨选用养老！

穴名：养，奉养之意；刺激该穴位能够温养人体阳气，专治年岁增长后出现的阳气不足诸症，可用之奉养父母，故名养老。

穴性：养老，为手太阳小肠经郄穴，刺激该穴位有明目、舒筋的作用。中医学认为，小肠通过"分清泌浊"的生理作用，把食物中最稠密的营养吸收后，输布人体，供应所需。年岁增长后出现的视物不明、筋肉拘紧，甚至行走乏力，多为人体阳气衰减，即营养精微物质不足所致。养老为小肠经的郄穴，是经气凝聚之处。常按该穴位，可以刺激小肠，促进营养物质的吸收，使阳气上养而目明，输布四肢而筋壮。

取穴法

该穴藏在手尺骨茎突桡侧中，故取穴时前臂屈起于胸前，用对侧示指置于手腕后（小指侧）凸起的圆骨头上，转腕、掌心向胸，示指下即可感觉骨缝，按之酸麻，是为养老。

操作方法

1 针刺法 适应证：年过五十，出现视物昏蒙、筋肉拘紧、肩臂酸痛者。

操作方法：行指切进针法。用 φ0.25mm × 25mm 的毫针，左手拇指或示指的指甲揪切所刺腧穴，右手持针将针紧靠左手指甲缘刺入皮下 0.5 ~ 0.8 寸，以穴区有麻胀感为度。针刺后可留针 20 ~ 30 分钟。

注意事项：①缓慢进针，如出现刺痛感时须退出针体少许；若仍有刺痛，则立刻出针，并用示指轻揉穴位局部至痛感缓解。②针刺深度须根据人的年龄、胖瘦而定，成年人体形偏胖者可针刺0.5~0.8寸，体形偏瘦者则以0.3~0.5寸为度；惧怕针刺或既往晕针者，不宜针刺，可选用按摩法或艾灸法。③应避免饥饿、劳累及大汗出后针刺。④针刺为医疗技术操作，应由专业医生执行。

2 按摩法

适应证：适合上述各种症状。按摩法操作简单、方便，适合各类人群使用。

操作方法：点穴和按揉相结合，拇指按于养老上，行强度适中的点按，可配合适中力度按揉至局部微微酸痛，每次约10分钟。可以每日多次，但应以舒适为度。

注意事项：①注意指甲不要过长，避免划伤皮肤；②按摩时力度要由轻到重，逐渐增加力度至有酸胀感为度，用力不及则穴位刺激量不足，用力骤然加重则易致疼痛等不适；③按摩后饮用适量温开水，稍作休息即可。

3 艾灸法

适应证：视物昏蒙、筋肉拘紧、肩臂酸痛等，伴有平素怕冷、拘紧疼痛者。

操作方法：将艾条点着，右手持艾条距离穴位皮肤3~5厘米处固定悬灸，左手成掌置于穴位旁边感觉温度以调节艾条距离，以感觉温和为度。每次艾灸 15~20 分钟，以局部皮肤微微潮红即可。艾灸过程中会出现喜热、热感直透手腕或热感扩散整个腕部，均为正常现象；如能继续艾灸至上述灸感消失，艾灸效果更佳！

注意事项：①艾灸法应避免饥饿、劳累时操作；②每日艾灸 1~2 次为度，不宜过频；③如果穴位皮肤存在破损或感染，禁止艾灸；④艾灸时可在旁边放置一盛水器皿以放艾灰及熄灭艾条用，必须注意避免烫伤及用火安全；⑤如艾灸后出现口干舌燥、咽喉干痛等不适，可饮用适量温热的淡盐水。

听宫
细细蝉鸣心烦闷，按揉听宫耳根静

扫描二维码
观看视频

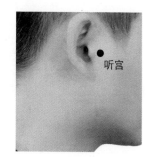

听宫

听宫

　　随着现代生活节奏加快，熬夜、工作压力以及都市噪声等影响，容易诱发人以耳内蝉鸣声、嗡嗡声、嘶嘶声等单调或混合杂音为主的感音神经性耳鸣。在安静环境中，更容易感受到耳鸣的存在。老年人由于内耳血管硬化、听觉器官退化等身体功能日渐衰退，往往会出现耳鸣甚至耳聋的表现，属于自然的生理过程。但现在越来越多的青壮年由于压力过大、睡眠不足、情绪紧张等，也出现了耳鸣的情况。耳鸣有时对人没有影响，有时则会让人产生心烦、焦虑甚至抑郁等心理反应，影响工作、睡眠和学习，严重的甚至会对生活产生悲观情绪并失去信心。中医认为，突发耳鸣，声大如雷，按之尤甚，或新起耳暴聋者，多属实证。可因肝胆火扰、肝阳上亢，或痰火壅结、气血瘀阻、风邪上袭，或药毒损伤耳窍等所致。渐起耳鸣，声细如蝉，按之可减，或耳渐失聪而听力减退，多属虚证。可因肾精亏虚，或脾气亏虚、清阳不升，或肝阴、肝血不足，耳窍失养所致。对于耳鸣的治疗，古籍早有记载，如《灵枢经·注证发微》中云："有耳聋无闻者，当取耳中听宫以刺之，系手太阳小肠经"，《灵枢经·刺节真邪》："耳无所闻，目无所见……刺其听宫，中其眸子，声闻于耳，此其输也"等，明确提出刺激听宫可以治疗耳道疾病。因此，按揉此穴，通过对耳部的刺激可以达到疏通经络、濡养耳窍的作用。

穴名：听，聆听也，耳朵聪慧者；宫，即中也，言其部位深入且重要。听力为人五感之一，该穴位用于治疗听力相关疾病，是人体的重要穴位，故名听宫。

穴性：听宫为手太阳小肠经穴位，刺激该穴位有疏通耳窍的功效。中医认为，熬夜、长期处于噪声环境中等会引起肝胆火气偏盛，以致少阳经气闭阻、耳窍不利，出现耳内鸣响，甚至听力减退等症状。听宫位于耳边，为手少阳三焦经、手太阳小肠经、足少阳胆经的交会穴，刺激听宫可以疏通局部经气、疏泄少阳火气，起到缓解耳鸣、改善听力的作用。

取穴法

在耳屏（即耳道外、耳郭靠前的凸起处）前凹陷处，张口取穴。

操作方法

1 针刺法

适应证：各种证型的耳鸣。

操作方法：用 φ0.25mm × 40mm 的毫针，嘱患者放松、张口取穴，右手持针贴着下颌骨方向缓慢垂直进针深刺 1.0～1.2 寸，不提插捻转，以患者自觉针刺感传入耳后为度。针刺后可留针 20～30 分钟。

注意事项：①针刺时需要患者配合，张口取穴，缓慢进针，如出现刺痛感时须退出针体少许；若仍有刺痛，则立刻出针，并用示指轻揉局部至痛感缓解。②针刺深度须深刺以达病位才有效，该穴位深部结构复杂，需要明晰解剖结构，保证进针安全。③应避免饥饿、劳累及大汗出后针刺。④针刺为医疗技术操作，应由专业医生执行。

2 按摩法

适应证：适合上述各种症状。按摩法操作简单、方便，适合各类人群使用。

操作方法：行指揉法。患者微微张口，用示指或中指按揉该穴位，以微觉酸胀为度，每次 10 分钟，每日可行多次。

注意事项：①注意指甲不要过长，避免划伤皮肤；②按摩时力度要由轻到重，逐渐增加力度至有酸胀感为度，用力不及则穴位刺激量不足，用力骤然加重则易致疼痛不适。

3 **艾灸法** 适应证：对于起病缓慢、耳如蝉鸣、夜间较甚、头晕眼花、腰膝酸软或病程较长的耳鸣人群，可以选择灸法。

操作方法：将艾条点着，右手持艾条距离穴位皮肤 3~5 厘米处固定悬灸，左手成掌置于穴位旁边感觉温度以调节艾条距离，以感觉温和为度。每次艾灸 20~30 分钟，以局部皮肤微微潮红即可。艾灸过程中会出现喜热、热感直透耳内或热感扩散整个外耳道、头颈部，均为正常现象；如能继续艾灸至上述灸感消失，艾灸效果更佳！

注意事项：①艾灸法应避免饥饿、劳累时操作；②每日艾灸 1~2 次为度，不宜过频；③如果穴位皮肤存在破损或感染，禁止艾灸；④艾灸时可在旁边放置一盛水器皿以放艾灰及熄灭艾条用，必须注意避免烫伤及用火安全；⑤如艾灸后出现口干舌燥、咽喉干痛等不适，可饮用适量温热的淡盐水。

阴陵泉

口角流涎多脾虚，健脾清热是关键

扫描二维码
观看视频

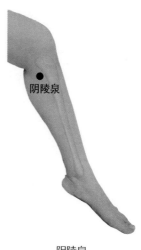

阴陵泉

阴陵泉

您会经常因口角流涎、枕巾沾湿而影响睡眠吗？或因说话口角唾沫外溢而尴尬吗？中医认为，脾开窍于口，脾在液为涎，涎是唾液中比较清稀的部分，因脾气将水谷精微上布于口而产生。若脾失统摄，或脾阳温化不及，则涎水外溢。苦寒败胃，热郁于内，也可熏液为涎。足太阴脾经的阴陵泉可补益脾气、清热利湿，常按摩这个穴位，可以帮助您告别口角流涎的尴尬！

穴名： 该穴位于膝关节内侧，膝高突似丘陵，而为脾经合穴，五行属水，如山陵下泉水涌出，与外侧阳陵泉位置相对，故名阴陵泉。

穴性： 阴陵泉是足太阴脾经的合穴，刺激该穴位有补益脾气、清热利湿之功。中医学认为口角流涎和脾胃积热或脾虚不敛相关，且足太阴脾经"连舌本、散舌下"，直接与唾液生成相关。饮食不化、积热于脾胃，热邪上扰舌下，则唾液外迫而溢流；脾气亏虚不能固摄唾液，则见涎流口角。按揉阴陵泉，既可健脾益气以固津液，又可清泄脾胃积热，足可针对病机，让您告别口角流涎的小烦恼！

取穴法

在胫骨内侧踝后下方凹陷处（以拇指循小腿内侧上推，至膝关节下可触及向内上方弯曲之处，该弯曲旁凹陷处即为阴陵泉）。

操作方法 |

1 针刺法

适应证：口角流涎，胃痛，呕吐，呃逆，腹胀，腹痛，肠鸣，消化不良，泄泻，便秘，痢疾。

操作方法：用 φ0.25mm × 40mm 的毫针，左手示指、中指固定阴陵泉局部皮肤，右手持针垂直进针 0.5～1.0 寸。针刺后可留针 20～30 分钟。

注意事项：①缓慢进针，如出现刺痛感时须退出针体少许；若仍有刺痛，则立刻出针，并轻揉局部至痛感缓解。②针刺深度须根据人的年龄、胖瘦而定，成年人体形偏胖者可针刺 0.5～1.5 寸，体形偏瘦者则以 0.3～0.5 寸为度；若为幼儿针刺，则根据胖瘦，以 0.3～0.5 寸为度。③应避免饥饿、劳累及大汗出后针刺；孕妇不宜针刺；婴儿不适宜针刺，可改按摩法。④针刺为医疗技术操作，应由专业医生执行。

2 按摩法

适应证：适合上述各种症状。按摩法操作简单、方便，适合各类人群使用。

操作方法：行指揉法。将拇指指腹置于穴位上，其余四指于小腿前固定，拇指稍用力按揉，以感觉酸胀为度。每次按揉约 5 分钟，每日可行多次。

注意事项：①注意指甲不要过长，避免划伤皮肤；②按摩时力度要由轻到重，逐渐增加力度至有酸胀感为度，用力不及则穴位刺激量不足，用力骤然加重则易致疼痛、呕吐不适；③如按摩时有肠鸣、排气或打嗝，均为正常表现，继续按摩即可；④按摩后饮用适量温开水，稍作休息即可。

3 艾灸法

适应证：上述症状明显，遇寒加重、得温痛减者，症状较轻者可选用艾条悬灸；严重者可选用隔姜灸。

操作方法：对于饥不欲食、消化缓慢的脾虚人群，可采用艾条悬灸的方法。将点燃的艾条置于距离穴位皮肤 3～5 厘米处，以穴位局部感觉温和为度，悬灸约 20 分钟，每日灸 1～2 次。

注意事项：①艾灸法应避免饥饿、劳累时操作；②每日艾灸 1～2 次为度，不宜过频；③如果穴位皮肤存在破损或感染，禁止艾灸；④艾灸时可在旁边放置一盛水器皿以放艾灰及熄灭艾条用，必须注意避免烫伤及用火安全；⑤如艾灸后出现口干舌燥、咽喉干痛等不适，可饮用适量温热的淡盐水。

阳陵泉
这个穴位，专治"苦不堪言"

扫描二维码
观 看 视 频

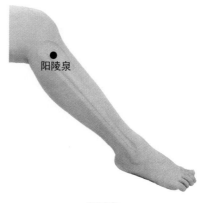

阳陵泉

　　春雷乍动，惊醒了蛰伏在土壤中冬眠的动物。万物复苏，阳气勃发，在惊蛰时节的大自然中随处可见到阳气向外、向上释放的景象。中医认为肝属木，有生发的作用，人与自然同步，在春天肝气相对活跃，如果肝气上冲厉害，在夜间胆汁借着向上的力量溢出，正如《灵枢经·四时气》中云："胆液泄则口苦。"从而出现晨起口苦、心烦易怒、头昏晕痛等症状。然而到了炎热的夏天，人们嗜食油炸肥腻之品、贪凉喜冷或长期熬夜，容易导致饮食积滞、痰湿内停或耗伤阴液，久而化热、化火，导致胆汁排泄异常，更是"干苦"难言。那应该如何应对呢？实际上，人体本身就配有专治"苦不堪言"的穴位——阳陵泉，阳陵泉治疗口苦在《黄帝内经》中早有记载。如《黄帝内经·素问·奇病论》中云："有病口苦，取阳陵泉。"《灵枢经·邪气脏腑病形》中云："胆病者，善太息，口苦，呕宿汁，心下淡淡……其寒热者取阳陵泉。"经常点揉这个穴位，就可以疏肝清热、利胆和胃，从而缓解口苦的症状。

穴名：《说文解字》中云："陵，大阜也。"指高大的土山；又言："泉，水原也。象水流出成川形。"该穴位处于小腿外侧高处，为经气从内往外流出之处，故名阳陵泉。

穴性：阳陵泉为足少阳胆经的合穴，刺激该穴位有利胆清火的作用。中医学认为，火在五味属苦，口中干苦多由于肝胆有热、火气上扰所致。尤其在嗜食肥甘厚腻之品或熬夜后，更容易引起阳气上扰，即所谓上火的表现。阳陵泉是足少阳的合穴，用于治疗泄上逆邪气，具有清热的作用，而且能够通利胆汁，帮助消化胃中油腻饮食，让火气不易上扰口腔。

取穴法

在小腿外侧，腓骨小头前下方凹陷处（膝关节下，约小腿外侧正中线附近可摸到凸起圆形骨头，为腓骨小头，其前下方凹陷处即为阳陵泉）。

操作方法

1 针刺法

适应证：口苦而干，或口苦兼有口气臭秽，口渴欲饮，大便干燥甚至便秘等。

操作方法：用 φ0.25mm × 40mm 的毫针，左手示指、中指固定阳陵泉局部皮肤，右手持针在阳陵泉垂直进针 1.0 ~ 1.5 寸，以穴区有麻胀感为度。针刺后可留针 20 ~ 30 分钟。

注意事项：①缓慢进针，如出现刺痛感时须退出针体少许；若仍有刺痛，则立刻出针，并用示指轻揉阳陵泉至痛感缓解。②针刺深度须根据人的年龄、病情而定，成年人一般可针刺 0.5 ~ 1.5 寸，若为幼儿针刺，以 0.3 ~ 0.5 寸为度。③应避免饥饿、劳累及大汗出后针刺；孕妇不宜针刺；婴儿不适宜针刺，可改按摩法。④针刺为医疗技术操作，应由专业医生执行。

2 按摩法

适应证：适合上述各种症状。按摩法操作简单、方便，适合各类人群使用。

操作方法：行指揉法。双腿微屈，将拇指指腹置于穴位上，其余四指置于小腿后侧固定，拇指稍用力按揉，以感觉酸胀为度。可于睡前按摩，每次按摩 3 ~ 5 分钟。

注意事项：①注意指甲不要过长，避免划伤皮肤；②按摩时力度要由轻到重，逐渐增加力度至有酸胀感为度，用力不及则穴位刺激量不足，用力骤然加重则易致疼痛；③按摩后饮用适量温开水，稍作休息即可。

3 艾灸法

适应证：口苦，夜晚更加明显，渴不思饮，或喜热饮，或口而咸涩多涎，或多清水，怕冷，手足不温，食冷则易便溏。

操作方法：将艾条点着，右手持艾条距离穴位皮肤 3~5 厘米处固定悬灸，左手成掌置于穴位旁边感觉温度以调节艾条距离，以感觉温和为度。每次艾灸 15~20 分钟，以局部皮肤微微潮红即可。艾灸过程中会出现喜热、热感直透小腿或热感扩散整个膝部，均为正常现象；如能继续艾灸至上述灸感消失，艾灸效果更佳！

注意事项：①艾灸法应避免饥饿、劳累时操作；②每日艾灸 1~2 次为度，不宜过频；③如果穴位皮肤存在破损或感染，禁止艾灸；④艾灸时可在旁边放置一盛水器皿以放艾灰及熄灭艾条用，必须注意避免烫伤及用火安全；⑤如艾灸后出现口干舌燥、咽喉干痛等不适，可饮用适量温热的淡盐水。

曲泉
春季肝当令，养肝用曲泉

扫描二维码
观看视频

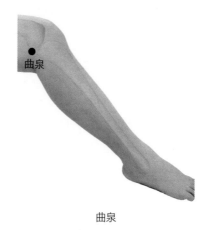

曲泉

曲泉

古人把立春分为三候："一候东风解冻，二候蛰虫始振，三候鱼陟负冰。"也就是说立春后，东风送暖，大自然中的阳气上升，万物开始复苏。《黄帝内经》曰："春三月，此谓发陈，天地俱生，万物以荣，夜卧早起……此春气之应，养生之道也。逆之则伤肝，夏为寒变，奉长者少。"此时人体肝脏的新陈代谢相对旺盛，正是养肝最佳时，同时也是肝病的多发时节，如果肝气不顺，与春天的生化之气不相合，会导致肝气升发太快、太过，进而肝气上逆、气郁化火、肝阳偏亢、肝风内动，出现烦躁易怒、眩晕、面赤、眼睛分泌物增多，甚至中风、昏厥等症状。因此，春季养肝可以让阳气缓慢、持续地升发。

穴名： 曲，即屈曲之义；该穴于屈膝取得，且经气在此如泉水般涌出，故名曲泉。

穴性： 曲泉为足厥阴肝经腧穴，刺激该穴位有滋阴养肝、通络止眩之效。中医学认为，人体五脏中，春季为肝当令，肝主生发，与春季万物向荣相应。曲泉为肝经合穴，具有水的特性，中医五行学说认为水能生木，故其能滋养肝木，为肝脏提供气血，保证肝脏的新陈代谢，也可使肝脏不至于生发太过而出现心情急躁、头痛、头晕等症状。

取穴法

屈膝取穴，当膝内侧横纹头上方，摸到骨性突出（股骨内侧髁），该骨性突出后缘凹陷中，即是曲泉。

操作方法

1 针刺法 适应证：烦躁易怒、眩晕、面赤、眼睛分泌物增多，甚至中风、昏厥等症状。

操作方法：用 φ0.25mm×40mm 的毫针，左手示指、中指固定曲泉局部皮肤，右手持针在曲泉垂直进针 1.0~1.5 寸，以穴区有麻胀感为度。针刺后可留针 20~30 分钟。

注意事项：①缓慢进针，如出现刺痛感时须退出针体少许；若仍有刺痛，则立刻出针，并用示指轻揉曲泉至痛感缓解。②针刺深度须根据人的年龄、病情而定，成年人一般可针刺 0.5~1.5 寸，若为幼儿针刺，以 0.3~0.5 寸为度。③应避免饥饿、劳累及大汗出后针刺；孕妇不宜针刺；婴儿不适宜针刺，可改按摩法。④针刺为医疗技术操作，应由专业医生执行。

2 按摩法

适应证：适合上述各种症状。按摩法操作简单、方便，适合各类人群使用。

操作方法：行指揉法。将拇指指腹置于对侧穴位，其余四指于大腿后固定，拇指稍用力按揉，以微觉酸痛为度。每次可按揉约 5 分钟，每日可行多次。

注意事项：①注意指甲不要过长，避免划伤皮肤；②按摩时力度要由轻到重，逐渐增加力度至有酸胀感为度，用力不及则穴位刺激量不足，用力骤然加重则易致疼痛；③按摩后饮用适量温开水，稍作休息即可。

3 艾灸法

适应证：若因春季阳气升发不足而不能温煦机体，邪气容易入侵，出现腹部冷痛、手脚冰凉等。

操作方法：将艾条点着，右手持艾条距离穴位皮肤 3~5 厘米处固定悬灸，左手成掌置于穴位旁边感觉温度以调节艾条距离，以感觉温和为度。每次艾灸 15~20 分钟，以局部皮肤微微潮红即可。艾灸过程中会出现喜热、热感直透大腿或热感扩散整个膝部，均为正常现象；如能继续艾灸至上述灸感消失，艾灸效果更佳！

注意事项：①艾灸法应避免饥饿、劳累时操作；②每日艾灸 1~2 次为度，不宜过频；③如果穴位皮肤存在破损或感染，禁止艾灸；④艾灸时可在旁边放置一盛水器皿以放艾灰及熄灭艾条用，必须注意避免烫伤及用火安全；⑤如艾灸后出现口干舌燥、咽喉干痛等不适，可饮用适量温热的淡盐水。

水分
东风解冻散为雨，祛湿健脾宜分水

扫描二维码
观看视频

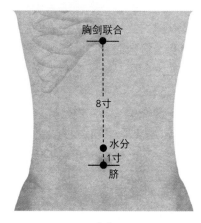

胸剑联合

8寸

水分
1寸
脐

水分

　　"好雨知时节，当春乃发生。"雨水节气的来临意味着自然界湿气缠绵。在这时，人容易感觉全身乏力，出现食欲减退、消化不良等有湿气的症状。同时，湿又常与寒、暑、风等病邪缠绵，"千寒易除，一湿难去"，水湿致病，最是难祛。要应对水湿，可利用人体的水分，"泌别清浊，水液入膀胱，渣滓入大肠"，分流水湿。

　　穴名：水分是一个倒置词，即分水，能够分流水道，使得水湿疏泄的穴位。为凸显其对水湿的分流、疏泄的作用，故名水分。

穴性：水分是任脉的腧穴，刺激该穴位有利水祛湿之效。中医学认为，湿气通于脾。人体湿气偏盛，首先会影响脾胃的水液代谢，容易导致食欲减退、消化不良，甚至出现疲倦乏力等湿气偏盛的症状。因此，在阴雨缠绵的潮湿天气，利用利水祛湿的水分，能够帮助大家养护脾胃、强身防病！

取穴法

在腹部正中线上，脐中上 1 寸，肚脐上一指宽处（即拇指的宽度）。

操作方法

1 针刺法

适应证：食欲减退、消化不良，大便黏腻不爽。

操作方法：行舒张进针法。用 φ0.25mm × 40mm 的毫针，左手示指、中指舒张以固定水分局部皮肤，右手持针垂直进针 0.5～1.0 寸。针刺后可留针 20～30 分钟。

注意事项：①缓慢进针，如出现刺痛感时须退出针体少许；若仍有刺痛，则立刻出针，并轻揉局部至痛感缓解。②针刺深度须根据人的年龄、胖瘦而定，成年人体形偏胖者可针刺 0.5～1.5 寸，体形偏瘦者则以 0.3～0.5 寸为度；若为幼儿针刺，则根据胖瘦，以 0.3～0.5 寸为度；体形异常消瘦、腹部可触及明显动脉搏动的人，不宜针刺，可选用按摩法或艾灸法。③应避免饥饿、劳累及大汗出后针刺；孕妇不宜针刺；婴儿不适宜针刺，可改按摩法。④针刺为医疗技术操作，应由专业医生执行。

2 按摩法　适应证：适合上述各种症状。按摩法操作简单、方便，适合各类人群使用。

操作方法：行点揉法。拇指指腹按于穴位上，其余四指微握拳。拇指适当用力顺时针按揉 100 次，然后逆时针按揉 100 次，以穴位局部感觉酸胀为度。每日可按摩 2~3 次。

注意事项：①注意指甲不要过长，避免划伤皮肤；②按摩时力度要由轻到重，逐渐增加力度至有酸胀感为度，用力不及则穴位刺激量不足，用力骤然加重则易致疼痛、呕吐不适；③如按摩时有肠鸣、排气或打嗝，均为正常表现，继续按摩即可；④按摩后饮用适量温开水，稍作休息即可。

3 艾灸法　适应证：食欲减退、腹部胀痛、大便黏腻不爽等症状明显，每吃生冷食物容易出现上述症状者，胃寒症状较轻时可选用艾条灸，胃寒症状明显则选用隔姜灸。

操作方法

（1）艾条灸：将艾条点着，右手持艾条距离穴位皮肤 3~5 厘米处固定悬灸，左手成掌置于穴位旁边感觉温度以调节艾条距离，以感觉温和为度。每次艾灸 15~20 分钟，以局部皮肤微微潮红即可。艾灸过程中会出现喜热、热感直透腰背或热感扩散整个腹部，均为正常现象；如能继续艾灸至上述灸感消失，艾灸效果更佳！

（2）隔姜灸：准备姜片，取适当大小的生姜切成直径 2~3 厘米、厚 3~4 毫米的类圆形，用牙签扎 5~9 个小孔，可助灸热下传。艾灸时须取平卧位，暴露穴位皮肤（注意室内温度，避免着凉），将准备好的姜片平放于穴位上，上置大小适中的艾炷（艾炷底径不能超出姜片），点燃施灸。艾灸以感觉温热、舒适为度。如感觉灼热或刺痛，则将姜片稍提起片刻，然后重新放置于穴位上，如此反复至艾灸结束；或将姜片上下小幅度平移，以保持温热感持续、渗透。隔姜灸一般艾灸 3~5 壮 / 次（1 个艾炷为 1 壮）。

注意事项：①艾灸法应避免饥饿、劳累时操作；②每日艾灸 1~2 次为度，不宜过频；③如果穴位皮肤存在破损或感染，禁止艾灸；④艾灸时可在旁边放置一盛水器皿以放艾灰及熄灭艾条用，必须注意避免烫伤及用火安全；⑤如艾灸后出现口干舌燥、咽喉干痛等不适，可饮用适量温热的淡盐水。

脾俞
长夏多湿，按揉脾俞以养身

扫描二维码
观看视频

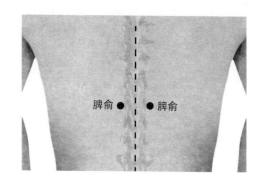

脾俞 ●　● 脾俞

脾俞

　　我们习惯于将一年分为春、夏、秋、冬四个季节，但在中医领域，在夏季和秋季之间，增加了长夏这个季节。长夏的气候特点是湿气较重，中医经典记载"长夏多湿"，这个季节多雨潮湿，所以防湿邪特别重要。中医上讲，湿为阴邪，好伤人体阳气，而湿气通于脾，脾的属性是喜燥恶湿。一旦脾阳为湿邪所困，则易导致脾气不能正常运化而致气机不畅，容易使人产生精神疲倦、食欲减退、大便稀溏、脘腹胀痛、腹泻、头部昏沉等症状。这时候利用人体的脾俞，健脾除湿，促进脾胃消化、吸收，促进新陈代谢，可以起到事半功倍的养生效果！

　　穴名：《释名》说："脾，裨也，在胃下，裨助胃气，主化谷也。"该穴位是脾在背部的俞穴，与脾脏的联系最密切，是脾气聚集、输注的重要部位，故名脾俞。

穴性：脾俞是背部膀胱经五脏俞穴之一，刺激该穴位有健运脾胃、益气升清之效。中医认为，脾胃为人体的后天之本，脾胃的消化、吸收功能正常，才会有足够的营养去充养人体，增长人体的正气。如果一个人营养不足、正气不够，则会疲倦乏力、容易生病。通过按揉脾俞，可以促进脾胃的运化功能，补益人体的正气，起到增强体质的作用。

取穴法

可站立或坐位取穴，穴位位于第 11 胸椎棘突下，距离后正中线 1.5 寸（人自然垂手站立 / 坐位时，肩胛骨下角平对的骨性凸起为第 7 胸椎棘突，往下循摸，依次数至第 11 个骨性凸起则为第 11 胸椎棘突）。

操作方法

1 针刺法

适应证：消化不良、泄泻、痢疾、背痛。

操作方法：行单手进针法。斜刺，不可深刺，进针 0.5 ~ 0.8 寸。用 φ0.25mm × 25mm 的毫针，拇指、示指持针，中指指端紧靠穴位，中指指腹抵住针身下段，当拇指、示指向下用力按压时，中指随势屈曲将针刺入。针刺后可留针 20 ~ 30 分钟。

注意事项：①缓慢进针，如出现刺痛感时须退出针体少许；若仍有刺痛，则立刻出针，并轻揉局部至痛感缓解。②针刺深度不可过深，以防造成气胸及刺伤肝脏；体形异常消瘦的人，不宜针刺，可选用按摩法或艾灸法。③应避免饥饿、劳累及大汗出后针刺；孕妇不宜针刺；幼儿不适宜针刺，可改按摩法。④针刺为医疗技术操作，应由专业医生执行。

2 按摩法

适应证：适合上述各种症状。按摩法操作简单、方便，适合各类人群使用。

操作方法：可行指揉法。拇指指腹按在脾俞上，慢慢增加力度下压，边压边揉，使穴位产生酸胀感，每次可按揉 10～15 分钟，每日可按揉多次。

注意事项：①注意指甲不要过长，避免划伤皮肤；②按摩时力度要由轻到重，逐渐增加力度至有酸胀感为度，用力不及则穴位刺激量不足，用力骤然加重则易致疼痛、呕吐不适；③如按摩时有肠鸣、排气或打嗝，均为正常表现，继续按摩即可；④按摩后饮用适量温开水，稍作休息即可。

3 艾灸法

适应证：食欲减退、腹部胀痛、大便黏腻不爽症状明显，如有旁人协助，也可选用艾条灸法。

操作方法

（1）艾条灸：将艾条点着，右手持艾条距离穴位皮肤 3～5 厘米处固定悬灸，左手成掌置于穴位旁边感觉温度以调节艾条距离，以感觉温和为度。每次艾灸15~20分钟，以局部皮肤微微潮红即可。艾灸过程中会出现喜热、热感直透腰背或热感扩散整个腹部，均为正常现象；如能继续艾灸至上述灸感消失，艾灸效果更佳！

（2）隔姜灸：准备姜片，取适当大小的生姜切成直径2~3厘米、厚3~4毫米的类圆形，用牙签扎5~9个小孔，可助灸热下传。艾灸时须取平卧位，暴露穴位皮肤（注意室内温度，避免着凉），将准备好的姜片平放于穴位上，上置大小适中的艾炷（艾炷底径不能超出姜片），点燃施灸。艾灸以感觉温热、舒适为度。如感觉灼热或刺痛，则将姜片稍提起片刻，然后重新放置于穴位上，如此反复至艾灸结束；或将姜片上下小幅度平移，以保持温热感持续、渗透。隔姜灸一般艾灸3~5壮/次（1个艾炷为1壮）。

注意事项：①艾灸法应避免饥饿、劳累时操作；②每日艾灸1~2次为度，不宜过频；③如果穴位皮肤存在破损或感染，禁止艾灸；④艾灸时可在旁边放置一盛水器皿以放艾灰及熄灭艾条用，必须注意避免烫伤及用火安全；⑤如艾灸后出现口干舌燥、咽喉干痛等不适，可饮用适量温热的淡盐水。

阳池

湿热当道芒种至，神清气爽用阳池

扫描二维码
观看视频

阳池 腕背横纹

阳池

　　古人云："芒种至，盛夏始。"芒种时节为少阳相火所主；
暑者，少阳相火所化也。在天为暑，在地为火，在人为三焦。
此时天暑下迫，地湿上蒸，乍雨乍晴，气候潮湿闷热，外界湿
邪易侵袭人体，使得人闷热不舒、疲倦思睡，因此日常的穴位
保健可选用阳池来清热通络、通调三焦，让人神清气爽！

　　穴名：火为阳，三焦为少阳相火寄居的地方之一；该穴位
于手腕背侧凹陷处，如水停聚之池，故名阳池。

　　穴性：阳池为手少阳三焦经的原穴，刺激该穴位有清热利

湿、行气通经的作用。中医学认为，人与自然相通，热邪能够耗损人的正气，自然中的湿邪也可侵犯人体，影响脾胃的运化，导致气虚困倦、闷热心烦等。而三焦，是人体水湿代谢的途径，也是人体元气的运行通道。按揉三焦经的阳池，可以清泄三焦的火热，通利其中的湿邪，恢复元气的运行，人自然就精神、舒畅了。

取穴法

在腕背横纹上，指总伸肌腱的小指侧凹陷中。简便取穴，可从无名指背侧直线往上循摸，至手腕横纹明显凹陷的空隙处，即为阳池。

操作方法

1 针刺法

适应证：食欲减退、闷热心烦、疲倦思睡、大便黏腻且排解不畅等。

操作方法：用 φ0.25mm × 40mm 的毫针，左手示指、中指固定阳池局部皮肤，右手持针在阳池垂直进针 1.0～1.5 寸，以穴区有麻胀感为度。针刺后可留针 20～30 分钟。

注意事项：①缓慢进针，如出现刺痛感时须退出针体少许；若仍有刺痛，则立刻出针，并用示指轻揉阳池至痛感缓解。②针刺深度须根据人的年龄、病情而定，成年人一般可针刺 0.5～1.5 寸，若为幼儿针刺，以 0.3~0.5 寸为度。③应避免饥饿、劳累及大汗出后针刺；孕妇不宜针刺；婴儿不适宜针刺，可改按摩法。④针刺为医疗技术操作，应由专业医生执行。

2 按摩法 适应证：适合上述各种症状。按摩法操作简单、方便，适合各类人群使用。

操作方法：行指揉法。用对侧拇指横按于阳池上，其余四指固定于手腕掌侧面，拇指稍用力按揉，微微感觉酸胀为度。每次可按揉 10~15 分钟，每日可行多次。

注意事项：①注意指甲不要过长，避免划伤皮肤；②按摩时力度要由轻到重，逐渐增加力度至有酸胀感为度，用力不及则穴位刺激量不足，用力骤然加重则易致疼痛；③按摩后饮用适量温开水，稍作休息即可。

足三里
秋季进补？首选这个穴位

扫描二维码
观 看 视 频

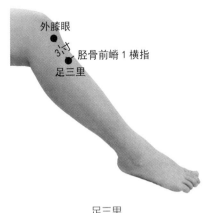

足三里

为安然过冬做准备，民间素有秋冬进补的习惯。根据中医"春夏养阳，秋冬养阴"的原则，此时进补十分合适。俗语云："一夏无病三分虚"，抗暑消耗人体的部分体力，且立秋后气温通常还较高，空气湿度也还很大，人感觉到的不是秋凉和秋燥，反而到处都是闷热潮湿。加上夏季常因苦夏或过食生冷，脾胃功能减弱，因此秋季进补之前要给脾胃一个调整适应时期，加强脾胃的运化功能，才能使进补的食材得到有效吸收，如不然则会加重脾胃的负担。想加强食物的消化吸收，可用人体的足三里，健运脾胃、补益气血、通经活络，增强身体抵御外邪的能力。

穴名：该穴因其属足阳明胃经，在膝眼下3寸，古有医家言："一里一寸也"，再加上它能够治疗腹部上中下三部的病症，故名足三里。

穴性：足三里为足阳明胃经的合穴，也是胃的下合穴，刺激该穴位有健运脾胃、补益气血之效。中医学认为，脾胃为后天之本，是气血的生化之源。随着秋季气温逐渐下降，会影响脾胃的消化、吸收功能，容易出现胃痛、腹胀等症状。因此，刺激足三里，恢复脾胃的正常运化功能，可以促进食物中营养的吸收，使得秋冬进补事半而功倍！

取穴法

屈膝取穴，在膝眼下3寸，胫骨前缘旁开1寸（膝眼，即膝盖髌骨外下方凹陷处；示指到小指四指并排取3寸；中指及拇指指尖相对时，以中指指间横纹的长度为1寸）。

操作方法

1

针刺法 适应证：胃痛，呕吐，呃逆，腹胀，腹痛，肠鸣，消化不良，泄泻，便秘，痢疾。

操作方法：用 φ0.25mm×40mm 的毫针，左手示指、中指舒张以固定足三里局部皮肤，右手持针垂直进针0.5～1.0寸。针刺后可留针20～30分钟。

注意事项：①缓慢进针，如出现刺痛感时须退出针体少许；若仍有刺痛，则立刻出针，并轻揉局部至痛感缓解。②针刺深度须根据人的年龄、胖瘦而定，成年人体形偏胖者可针刺0.5~1.5寸，体形偏瘦者则以0.3~0.5寸为度；若为幼儿针刺，则根据胖瘦，以0.3~0.5寸为度。③应避免饥饿、劳累及大汗出后针刺；孕妇不宜针刺；婴儿不适宜针刺，可改按摩法。④针刺为医疗技术操作，应由专业医生执行。

2 按摩法

适应证：适合上述各种症状。按摩法操作简单、方便，适合各类人群使用。

操作方法：拇指置于穴位上，稍用力按揉，感觉酸胀为度；或手指微屈，握成空拳，以掌心侧敲打足三里。每次5~10分钟，每日可行多次。

注意事项：①注意指甲不要过长，避免划伤皮肤；②按摩时力度要由轻到重，逐渐增加力度至有酸胀感为度，用力不及则穴位刺激量不足，用力骤然加重则易致疼痛、呕吐不适；③如按摩时有肠鸣、排气或打嗝，均为正常表现，继续按摩即可；④按摩后饮用适量温开水，稍作休息即可。

3 艾灸法

适应证：上述症状明显，遇寒加重、得温痛减者。症状较轻者可选用艾条悬灸；严重者可选用隔姜灸。

操作方法

（1）艾条灸：将艾条点着，右手持艾条距离穴位皮肤3～5厘米处固定悬灸，左手成掌置于穴位旁边感觉温度以调节艾条距离，以感觉温和为度。每次艾灸15～20分钟，每日可行1～2次，以局部皮肤微微潮红即可。艾灸过程中会出现喜热、热感往上直透腹部，效果更佳！

（2）隔姜灸：准备姜片，取适当大小的生姜切成直径2～3厘米、厚3～4毫米的类圆形，用牙签扎5～9个小孔，可助灸热下传。艾灸时须取平卧位，暴露穴位皮肤（注意室内温度，避免着凉），将准备好的姜片平放于穴位上，上置大小适中的艾炷（艾炷底径不能超出姜片），点燃施灸。艾灸以感觉温热、舒适为度。如感觉灼热或刺痛，则将姜片稍提起片刻，然后重新放置于穴位上，如此反复至艾灸结束；或将姜片上下小幅度平移，以保持温热感持续、渗透。隔姜灸一般艾灸3～5壮/次（1个艾炷为1壮）。

注意事项：①艾灸法应避免饥饿、劳累时操作；②每日艾灸1～2次为度，不宜过频；③如果穴位皮肤存在破损或感染，禁止艾灸；④艾灸时可在旁边放置一盛水器皿以放艾灰及熄灭艾条用，必须注意避免烫伤及用火安全；⑤如艾灸后出现口干舌燥、咽喉干痛等不适，可饮用适量温热的淡盐水。

太白
按揉太白，清热祛湿保健康

扫描二维码
观看视频

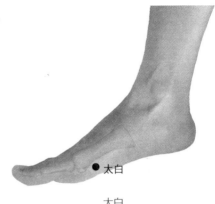

太白

　　处暑属于长夏季节。所谓长夏，是为夏季末至初秋之时，这时候自然气候最为炎热，而且雨水偏多，湿热之气纠缠难解。在这种天气之下，如果稍不注意则易引起体内湿气偏盛，容易碍脾伤气，人会出现疲倦乏力、不欲饮食、口中黏腻发苦等症状。如果平素就有饥不欲食、食少则饱等脾虚症状者，这时更容易使上述症状加重，甚至出现腹胀呕吐、便溏恶臭等。面对这些健康问题，不妨按揉足上的太白，祛湿健脾更健康！

　　穴名： 太，同大，为广大、宽阔之意；白，意晨晓东方泛白，太白星即为启明星。该穴位是脾经要穴，用于升脾阳清气，令人有晨起头目清爽感，以物示意，故名太白。

穴性： 太白是脾经的输穴、原穴，五行属性为土，刺激该穴位有健脾升清、利湿止泻之功。中医认为脾喜燥恶湿，湿邪过盛容易使得脾主运化的功能失调，体内清阳之气不能上升，导致腹泻、呕吐等一系列消化系统症状。中医五行学说认为土能生金，长夏属土，秋季属金，太白暗含脾土生金之意，故更适合用于夏秋交际，以清热祛湿、健运脾胃，可起到保健防病的效果。

取穴法

第一跖趾关节后下方，皮肤赤白肉际凹陷处。简便取穴，于姆趾内侧往后可摸到明显的圆形骨头，骨头后赤白肉际凹陷处即是太白。

操作方法

1 针刺法

适应证： 饥不欲食、口中黏腻发苦等症状。

操作方法： 行单手进针法。用 φ0.25mm × 25mm 的毫针，右手拇指、示指持针柄，中指端固定穴位，拇指、示指关节屈伸，配合腕力，将针刺入穴位皮肤后，缓慢进针，针入 0.5～0.8 寸，以穴区有麻胀感或麻胀感向足底部传导为度。针刺后可留针 20～30 分钟。

注意事项： ①针刺入皮肤后缓慢进针，如出现刺痛感时须退出针体少许；若仍有刺痛，则立刻出针，并用示指轻揉穴位至痛感缓解。②针刺前注意将太白消毒，严格执行无菌操作；针刺完毕，出针时注意用干净棉签按压针孔，避免出血。③应避免饥饿、劳累及大汗出后针刺；幼儿不适宜针刺，可改按摩法。④针刺为医疗技术操作，应由专业医生执行。

2 按摩法

适应证：适合上述各种症状。按摩法操作简单、方便，适合各类人群使用。

操作方法：点穴和按揉相结合，操作时患者取坐位，将被施术侧下肢盘腿置于椅子上，先用拇指指腹置于穴位上稍用力点按，待感觉微微酸胀后，再顺时针按揉 100～200 下，放松拇指，如此重复上述先按后揉 2～3 轮，是为 1 次治疗。最佳按摩时机为饭后半小时，或睡前 1 小时。

注意事项：①注意指甲不要过长，避免划伤皮肤；②按摩时力度要由轻到重，逐渐增加力度至有酸胀感为度，用力不及则穴位刺激量不足，用力骤然加重则易致疼痛；③如按摩时有肠鸣、排气或酸胀感上传至小腿，均为正常表现，继续按摩即可；④按摩后饮用适量温开水，稍作休息即可。

3 艾灸法

适应证：食欲减退、腹部胀痛、大便不畅症状明显，且平素不耐生冷饮食、容易腹泻和腹部皮肤冰凉的胃寒人群。胃寒症状较轻时可选用艾条灸；胃寒症状明显则选用隔姜灸。

操作方法

（1）艾条灸：将艾条点着，右手持艾条距离穴位皮肤 3~5 厘米处固定悬灸，左手成掌置于穴位旁边感觉温度以调节艾条距离，以感觉温和为度。每次艾灸 15~20 分钟，以局部皮肤微微潮红即可。艾灸过程中会出现喜热、热感上传至小腿、大腿，甚至腹部，均为正常现象；如能继续艾灸至上述灸感消失，艾灸效果更佳！

（2）隔姜灸：准备姜片，取适当大小的生姜切成直径 2~3 厘米、厚 3~4 毫米的类圆形，用牙签扎 5~9 个小孔，可助灸热下传。艾灸时须取平卧位，被施术侧下肢屈曲，使太白部位平稳，避免姜片滑落。将准备好的姜片平放于穴位上，上置大小适中的艾炷（艾炷底径不能超出姜片），点燃施灸。艾灸以感觉温热、舒适为度。如感觉灼热或刺痛，则将姜片稍提起片刻，然后重新放置于穴位上，如此反复至艾灸结束；或将姜片上下小幅度平移，以保持温热感持续、渗透。隔姜灸一般艾灸 3~5 壮 / 次（1 个艾炷为 1 壮）。

注意事项：①艾灸法应避免饥饿、劳累时操作；②每日艾灸 1~2 次为度，不宜过频；③如果穴位皮肤存在破损或感染，禁止艾灸；④艾灸时可在旁边放置一盛水器皿以放艾灰及熄灭艾条用，必须注意避免烫伤及用火安全；⑤如艾灸后出现口干舌燥、咽喉干痛等不适，可饮用适量温热的淡盐水。

涌泉
寒露养生，从足做起

扫描二维码
观看视频

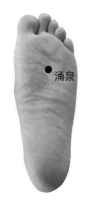

涌泉

涌泉

寒露已入季秋，此时自然界中阳气已衰、阴气渐盛，气候由炎热渐渐转为凉爽。这种天气的转变使得昼夜温差增大，乍暖乍寒；而且这时人体肌表亦处于疏泄与收藏交替之际，容易受寒邪入侵。足底为人体血液循环最远端，血液运行不畅，容易受气温变化刺激而反射性地引起呼吸道黏膜血管的收缩，使得抵御外邪能力下降，引发咳嗽、感冒等症状。故民间有"寒从脚下起""脚暖腿不凉，腿暖身不寒"的说法。要防寒养身，那就试试按摩足底这个穴位！

穴名：涌，上涌之意；肾经属水，该穴位为肾经第一个穴位，经气在此如泉水上涌至全身各处，故名涌泉。

穴性： 涌泉为足少阴肾经的井穴，刺激该穴位有引火下行、安神助眠之效。双足处于人体最低位置，阳气相对偏少，最不耐寒冷，寒邪容易从此处侵犯人体，诱发秋冬季节的外感。刺激足底的涌泉，可以把人体上部的阳气下引、潜藏，从而温暖双足、抵御寒邪的入侵；同时也可刺激肾经水气上行，抑制过旺的心火而具有一定的改善失眠的作用。

取穴法

在足底，当足趾向下屈曲时，可见足底前部掌纹交点的凹陷处，即为涌泉。

操作方法

1 **针刺法** 适应证：双足怕冷程度较轻，兼有入睡困难症状者。

操作方法：行单手进针法。用 φ0.25mm × 25mm 的毫针，右手拇指、示指持针柄，中指端固定穴位，拇指、示指关节屈伸，配合腕力，将针刺入穴位皮肤后，缓慢进针，针入 0.5 寸左右，以穴区有麻胀感或麻胀感向足内踝部传导为度。针刺后可留针 20 ～ 30 分钟。

注意事项：①针刺时破皮进针要速度快，以减少患者痛感，破皮后缓慢进针，随时了解患者感觉，如出现刺痛感则须退出针体少许；若仍有刺痛，则立刻出针，并用示指轻揉至痛感缓解。②痛阈较低、不能接受针刺者或不宜针刺者，可选用按摩法或艾灸法。③应避免饥饿、劳累及大汗出后针刺；孕妇不宜针刺；幼儿不适宜针刺，可改按摩法。④针刺为医疗技术操作，应由专业医生执行。

2 按摩法

适应证：适合上述各种症状。按摩法操作简单、方便，适合各类人群使用。

操作方法

（1）点穴和按揉相结合：操作时患者取坐位，将施术侧下肢盘腿放置于椅子上；或平卧位，由他人协助按摩。按摩时将拇指置于足底穴位上，其余四指于足背固定；拇指用力下按，以微觉酸胀为度，然后顺时针轻轻按揉 100~200 下，拇指上提、放松，再用力下按至有酸胀感，逆时针轻轻按揉 100~200 下，是为 1 次。

（2）搓法：对侧手掌心置于足底上，在足趾与足跟的连线上来回搓动，左右足底每次各搓 100~200 下，以足底微微发热为度。

最佳按摩时机为睡前 1 小时。

注意事项：①注意指甲不要过长，避免划伤皮肤。②按摩时力度要由轻到重，逐渐增加力度至有酸胀感为度，用力不及则穴位刺激量不足，用力骤然加重则易致疼痛。③盘腿按摩时如出现脚麻等症状时，立即停止按摩，伸直下肢或站立稍做踏步动作以放松下肢；如继续按摩，可选择平卧位，由他人协助。④按摩后饮用约 50 毫升淡盐水，稍作休息即可。

3 艾灸法

适应证：足底冰冷、失眠症状明显者，或平素遇寒易感冒、咳嗽反复发作者。以艾条灸操作为主。

操作方法：将艾条点着，右手持艾条距离穴位皮肤 3～5 厘米处固定悬灸，左手微握拳、拇指置于穴位旁边感觉温度以调节艾条距离，以感觉温和为度。每次艾灸 15～20 分钟，以局部皮肤微微潮红即可。艾灸过程中会出现喜热、热感直透小腿内侧或传感至小腹部，均为正常现象；如能继续艾灸至上述灸感消失，艾灸效果更佳！

注意事项：①艾灸法应避免饥饿、劳累时操作。②每日艾灸 1～2 次为度，不宜过频；如为改善失眠症状，则应在睡前至少 1 小时艾灸，且预计艾灸结束时间不能晚于 22:00。③如果穴位皮肤存在破损或感染，禁止艾灸。④艾灸时可在旁边放置一盛水器皿以放艾灰及熄灭艾条用，必须注意避免烫伤及用火安全。⑤如艾灸后出现口干舌燥、咽喉干痛等不适，可饮用适量温热的淡盐水。

廉泉
廉泉生津防秋燥

扫描二维码
观看视频

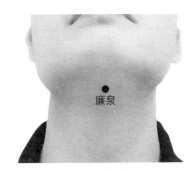

廉泉

　　《月令七十二候集解》中云："阴气渐重，露凝而白也。"白露节气，自然界的阴气逐渐增加，秋季气候逐渐明显，变得干燥不润。而且处暑刚过，夏季的暑热还没完全消退，干燥的气候中还带着炎热。这时人体会出现汗出增多、小便相对减少等反应，以保证肌肤水分的输布。如果不注意应对燥热气候、补充水分，则容易出现口干舌燥、咽喉干涩、皮肤干燥等缺水表现。要补水生津、防秋燥，不妨常按廉泉！

　　穴名：廉，指边缘；泉，泉水之意。该穴位在喉结上方边缘，内应舌根，以舌搅动口内则唾液如泉水涌溢，故名廉泉。

　　穴性：廉泉为任脉穴位，刺激该穴位有生津利咽之功。中医学认为，任脉为阴脉之海，是人体阴津聚集之处，廉泉别名外金津玉液，正如泉之井口，引阴液上承以滋润咽喉。初秋时节，燥气渐盛，加之暑热蒸发，人体的水分更加容易丢失。因此，可按廉泉以补益津液，刺激唾液生成，从而缓解口干咽燥等秋燥不适。

取穴法

在颈前正中线喉结上方，舌骨体上缘凹陷处（即喉间可随吞咽上下移动的软骨是喉间部位，往上循摸可摸到环形软骨，该软骨上缘按之凹陷处即廉泉）。

操作方法

1 针刺法

适应证：咽喉干涩，舌燥少津。

操作方法：行单手进针法。用φ0.25mm×25mm的毫针，右手拇指、示指持针柄，中指端固定穴位，拇指、示指关节屈伸，配合腕力，将针刺入穴位皮肤后，调整针刺方向，斜刺向舌根部，针入0.5~0.8寸，以穴区有麻胀感或麻胀感向舌根部传导为度。针刺后可留针20~30分钟。

注意事项：①针刺入皮肤后缓慢进针，如出现刺痛感时须退出针体少许；若仍有刺痛，则立刻出针，并用示指轻揉穴位至痛感缓解。②廉泉局部血管丰富，针刺时注意避开大血管；针刺完毕，出针时注意用干净棉签按压针孔，避免出血。③应避免饥饿、劳累及大汗出后针刺；幼儿不适宜针刺，可改按摩法。④针刺为医疗技术操作，应由专业医生执行。

2 按摩法

适应证：适合上述症状。按摩法操作简单、方便，适合各类人群使用。

操作方法：点穴和按揉相结合，操作时患者取坐位或平卧位，施术手微握拳，伸出拇指，将拇指指腹点按于穴位上，逐渐用力往后上方（舌根部）点压，同时轻轻按揉，以感觉酸胀为度。每点揉50次，行吞咽动作1次，为1个循环。如此重复上述操作5个循环，是为1次。每日可点揉1~2次。最佳按摩时机为睡前1小时。

注意事项：①注意指甲不要过长，避免划伤皮肤；②按摩时力度要由轻到重，逐渐增加力度至有酸胀感为度，用力不及则穴位刺激量不足，用力骤然加重则易致疼痛、咳嗽、作呕不适；③按摩后饮用适量温开水，稍作休息即可。

关元
入冬养生，先用这个穴位

扫描二维码
观看视频

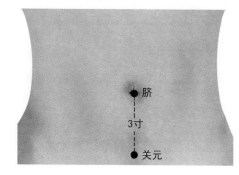

脐

3寸

关元

关元

《孝经纬》中曰："冬者，终也，万物皆收藏也。"冬天气温逐渐下降，万物生机潜藏，以待来年春天生发。人体顺应四时变化，阳气潜藏于内，为人体生命之根本。如冬季阳气不藏、流失于外，则根本不固、生发之源不足，来年春季易于感受外邪而引起感冒、咳嗽等症。因此，冬季养生应以温养阳气为主，如《黄帝内经·素问·四气调神大论》中言："冬三月……无扰乎阳……去寒就温……此冬气之应，养藏之道也。"顺应自然收养、闭藏之势，可首选关元来收藏人体阳气，为来年春天的生发储备能量。

穴名： 关，是闭藏之意；元，指元气，又有根本之意。该穴位为人体元气的聚藏之处，又是全身脏腑、经络的根本，故名为关元。

穴性： 关元为任脉腧穴，与肝、脾、肾三经交会，刺激该穴位有藏精气、温肾阳之功。中医学认为，冬季对应着人体五脏中的肾。肾主闭藏，入冬后的养生首要是藏纳精血、温养元气。人体阳气、精血充足，根本坚固，使得来年春天生长之源充足。因此，选用关元补肝血、益肾精，又可健运脾土，促进营养的吸收，为人体储备满满的能量！

取穴法

下腹部前正中线上取穴，以肚脐为起点，一夫法取肚脐下 3 寸即为关元（一夫法，即手示指到小指四指并排为 3 寸）。

操作方法

1 针刺法 适应证：虚人感冒，慢性咳嗽；或平素易汗出、怕冷。

操作方法：行舒张进针法。用 φ0.25mm × 40mm 的毫针，左手示指、中指舒张以固定关元局部皮肤，右手持针在关元处垂直进针 0.5～1.0 寸，以穴区有麻胀感为度。针刺后可留针 20～30 分钟。

注意事项：①缓慢进针，如出现刺痛感时须退出针体少许；若仍有刺痛，则立刻出针，并用示指轻揉关元至痛感缓解。②针刺深度须根据人的年

龄、胖瘦而定，成年人体形偏胖者可针刺 0.5~1.5
寸，体形偏瘦者则以 0.3~0.5 寸为度；若为幼儿
针刺，则根据胖瘦，以 0.3~0.5 寸为度；体形异
常消瘦、腹部可触及明显动脉搏动的人，不宜针
刺，可选用按摩法或艾灸法。③应避免饥饿、劳
累及大汗出后针刺；孕妇禁针；婴儿不适宜针刺，
可改按摩法。④针刺为医疗技术操作，应由专业
医生执行。

2 按摩法

适应证：适合上述各种症状。按摩法操作简单、
方便，适合各类人群使用。

操作方法：点穴和按揉相结合，操作时患者取
坐位或平卧位，示指和中指并拢伸直成剑指，点
在关元上，顺着正常呼吸而缓慢用力下按至出现
酸胀感，5 个呼吸循环后，顺时针按揉 100~200
下，如此重复上述点穴和按揉操作 3 个循环，是
为 1 次。最佳按摩时机为饭后半小时，或睡前 1
小时。

注意事项：①按摩前注意指甲不要过长，避免划
伤皮肤；②按摩时力度要由轻到重，逐渐增加力
度至有酸胀感为度，用力不及则穴位刺激量不足，
用力骤然加重则易致疼痛、呕吐不适；③如按摩
时有肠鸣、排气或打嗝，均为正常表现，继续按
摩即可；④按摩后饮用适量温开水，稍作休息即
可；⑤孕妇禁用关元！

3 艾灸法

适应证：上述病症明显，且平素不耐生冷食物、下腹部皮肤冰凉或经前期痛经的虚寒人群。艾条灸或隔姜灸两者选其一即可，也可交替选用。

操作方法

（1）艾条灸：将艾条点着，右手持艾条距离穴位皮肤 3~5 厘米处固定悬灸，左手成掌置于穴位旁边感觉温度以调节艾条距离，以感觉温和为度。每次艾灸 15~20 分钟，以局部皮肤微微潮红即可。艾灸过程中会出现喜热、热感直透腰骶部或热感扩散整个下腹部，均为正常现象；如能继续艾灸至上述灸感消失，艾灸效果更佳！

（2）隔姜灸：准备姜片，取适当大小的生姜切成直径 2~3 厘米、厚 3~4 毫米的类圆形，用牙签扎 5~9 个小孔，可助灸热下传。艾灸时需取平卧位，暴露穴位皮肤（注意室内温度，避免着凉），将准备好的姜片平放于穴位上，上置大小适中的艾炷（艾炷底径不能超出姜片），点燃施灸。艾灸以感觉温热、舒适为度。如感觉灼热或刺痛，则需将姜片稍提起片刻，然后重新放置于穴位上，如此反复至艾灸结束；或将姜片上下小幅度平移，以保持温热感持续、渗透。隔姜灸一般艾灸 3~5 壮/次（1 个艾炷为 1 壮）。

注意事项：①艾灸法应避免饥饿、劳累时操作；②每日艾灸 1~2 次为度，不宜过频；③如果穴位

皮肤存在破损或感染，禁止艾灸；④艾灸时可在旁边放置一盛水器皿以放艾灰及熄灭艾条用，必须注意避免烫伤及用火安全；⑤如艾灸后出现口干舌燥、咽喉干痛等不适，可饮用适量温热的淡盐水；⑥孕妇禁灸关元！

照海
入冬可用它补肾，也可治疗失眠、咽喉不适

扫描二维码
观看视频

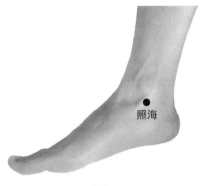

照海

天人相应，是中国传统医学的重要基础理论之一。中医学认为春、夏、秋、冬四季，对应着人体的五脏系统，分别为肝、心、肺、肾。其中，冬季为肾系统，主收藏。收藏的体现，在人体则为阳气的潜藏和营养物质的积累。阳气的潜藏，是来年春天生长的动力基础；营养物质的积累，是御寒保暖的手段。如果肾中阳气潜藏不足，则见手足冰冷、小便频数，甚至抗病能力下降，容易受凉感冒、反复咳嗽等。因此，冬季养生应以补肾潜阳为主，不妨用用肾经的照海！

穴名：照，即光明照射之义；照海，犹如明月照于海上的

意境，虽海面幽深，但仍有光线照射，指该穴位虽能养阴，但亦用于补益肾中真阳、调节肾中阴阳平衡，故名。

穴性：照海是足少阴肾经腧穴、八脉交会穴之一，位于肾经与阴跷脉相交处，刺激该穴位有滋阴补肾、调和阴阳之效。中医学认为，肾为人体阴阳的根本，如果肾阳不足、水液代谢失常，则表现出小便清长、频数、手足冰冷等；如果肾阴偏虚、虚火上扰，则见失眠、咽喉干涩等。而照海有平衡阴阳的双向调节作用，滋阴不伤阳、温阳不损阴，适合冬季平和进补，亦可改善上述多种不适症状。

取穴法

在足内踝尖正下方凹陷处。

操作方法

1　针刺法　适应证：失眠、咽喉干涩症状。

操作方法：行单手进针法。用 φ0.25mm × 25mm 的毫针，右手拇指、示指持针柄，中指端固定穴位，拇指、示指关节屈伸，配合腕力，将针刺入穴位皮肤后，缓慢进针，针入 0.3～0.5 寸，以穴区有麻胀感或麻胀感向足底部或小腿内侧传导为度。针刺后可留针 20～30 分钟。

注意事项：①针刺入皮肤后缓慢进针，如出现刺痛感时须退出针体少许；若仍有刺痛，则立刻出针，并用示指轻揉穴位至痛感缓解。②针刺完毕，出针时注意用干净棉签按压针孔，避免出血。③应避免饥饿、劳累及大汗出后针刺；幼儿不适宜针刺，可改按摩法。④针刺为医疗技术操作，应由专业医生执行。

2 按摩法

适应证：适合手足冰冷、小便频数、容易感冒、反复咳嗽及失眠、咽喉干涩等症状。按摩法操作简单、方便，适合各类人群使用。

操作方法：点穴和按揉相结合。操作时患者取坐位，将被施术侧下肢盘腿置于椅子上，先用拇指指腹置于穴位上稍用力点按，待感觉微微酸胀后，再顺时针按揉 100~200 下，放松拇指，如此重复上述先按后揉 2~3 轮，是为 1 次治疗。最佳按摩时机为饭后半小时，或睡前 1 小时。

注意事项：①注意指甲不要过长，避免划伤皮肤；②按摩时力度要由轻到重，逐渐增加力度至有酸胀感为度，用力不及则穴位刺激量不足，用力骤然加重则易致疼痛；③如按摩时有酸胀感传至足底或上传至小腿，均为正常表现，继续按摩即可；④按摩后饮用适量温开水，稍作休息即可。

3 艾灸法

适应证：手足冰冷、小便频数、容易感冒、反复咳嗽等症。症状较轻时可选用艾条灸；症状明显则选用隔姜灸。

操作方法

（1）艾条灸：将艾条点着，右手持艾条距离穴位皮肤3~5厘米处固定悬灸，左手成掌置于穴位旁边感觉温度以调节艾条距离，以感觉温和为度。每次艾灸15~20分钟，以局部皮肤微微潮红即可。艾灸过程中会出现喜热，热感上传至小腿、大腿甚至腹部，均为正常现象；如能继续艾灸至上述灸感消失，艾灸效果更佳！

（2）隔姜灸：准备姜片，取适当大小的生姜切成直径2~3厘米、厚3~4毫米的类圆形，用牙签扎5~9个小孔，可助灸热下传。艾灸时须取平卧位，被施术侧下肢屈曲，使照海部位平稳，避免姜片滑落。将准备好的姜片平放于穴位上，上置大小适中的艾炷（艾炷底径不能超出姜片），点燃施灸。艾灸以感觉温热、舒适为度。如感觉灼热或刺痛，则将姜片稍提起片刻，然后重新放置于穴位上，如此反复至艾灸结束；或将姜片上下小幅度平移，以保持温热感持续、渗透。隔姜灸一般艾灸3~5壮/次（1个艾炷为1壮）。

注意事项：①艾灸法应避免饥饿、劳累时操作；②每日艾灸1~2次为度，不宜过频；③如果穴位皮肤存在破损或感染，禁止艾灸；④艾灸时可在旁边放置一盛水器皿以放艾灰及熄灭艾条用，必须注意避免烫伤及用火安全；⑤如艾灸后出现口干舌燥、咽喉干痛等不适，可饮用适量温热的淡盐水。

肝俞
用好这个穴位，告别冬天的手脚冰冷

扫描二维码
观看视频

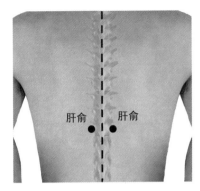

肝俞

冬天来临，气温逐渐下降，万物生机潜藏，自然界以阴寒之气为盛。人体与天地相应，阳气潜藏于内，以阴气为主导，寒主收引，使得体内气血运行相对缓慢，人体功能活动相对下降，出现手脚冰凉、困倦嗜睡、不欲饮食等。如果阴寒偏盛或失于防寒，则使得气血凝滞、运行受阻，手脚冰冷难温，甚至因手脚不温而影响睡眠。对此，大家可试着按摩背上的肝俞，促使气血运行，让手脚暖和起来！

穴名：该穴位在肝脏的背部体表投射区，为肝脏之外应，肝气于体表聚集之处，故名肝俞。

穴性：肝俞为足太阳膀胱经俞穴，刺激该穴位有养肝补血、行气活血之功。日常生活中手脚冰冷的情况，并不全是阳虚所致。中医学认为，肝主藏血，且主疏泄功能。肝气的疏泄功能失常，不能够运输气血到达四肢末端，也会使得手脚缺少气血的温养而容易怕冷。因此，在冬天出现手脚冰冷、不易温热的时候，刺激我们背上的肝俞，既可补益气血，又可以促进气血运行、温养手脚，从而度过"温暖"的冬季！

取穴法

可站立或坐位取穴，该穴位于第 9 胸椎棘突下，距离后正中线 1.5 寸（当人自然垂手站立 / 坐位时，肩胛骨下角平对的骨性凸起为第 7 胸椎棘突，往下循摸，依次数至第 9 个骨性凸起则为第 11 胸椎棘突）。

操作方法 |

1 **针刺法** 适应证：手脚冰冷症状较轻，且平素情绪容易低落、胸闷不舒者。

操作方法：行提捏进针法。用 φ0.25mm × 25mm 的毫针，左手拇指、示指将施术局部皮肤捏起，右手持针在捏起部位的上端进针约 0.1 寸（即破入皮肤表层）；然后左手拇指、示指松开，右手放倒针身，以斜刺（与皮肤呈 45° 左右）或平刺（与皮肤呈 15° 左右）的方式缓慢进针，以穴区有麻胀感为度。视人的肌肤厚薄、胖瘦而决定针刺深度，一般斜刺进针约 0.5 寸、平刺进针 0.5～0.8 寸。针刺后可留针 20～30 分钟。

注意事项：①缓慢进针，如出现刺痛感时须退出针体少许；若仍有刺痛，则立刻出针，并用示指轻揉肝俞至痛感缓解；如痛感持续或伴发头晕、腹痛等症，应立即到医院就医。②针刺深度须根据人的年龄、胖瘦而定，成年人体形偏胖者可用斜刺，针刺约 0.5 寸；体形偏瘦者则选用平刺，以 0.3～0.5 寸为度；幼儿不宜针刺，可选用按摩法。③应避免饥饿、劳累及大汗出后针刺；孕妇不宜针刺。④针刺为医疗技术操作，应由专业医生执行。

2 按摩法

适应证：适合上述各种症状，尤其兼有失眠者。按摩法操作简单、方便，适合各类人群使用。

操作方法：点穴和按揉相结合。操作时患者取坐位或俯卧位，双手拇指指腹按于穴位上，其余四指微握拳或自然伸开固定于背胁两侧，顺着正常呼吸而缓慢用力往下按揉至感觉酸胀，每次每穴按揉 200～300 下。最佳按摩时机为睡前 1 小时。

注意事项：①注意指甲不要过长，避免划伤皮肤；②按摩时力度要由轻到重，逐渐增加力度至有酸胀感为度，用力不及则穴位刺激量不足，用力骤然加重则易致疼痛；③如按摩时有酸胀感沿着脊柱两侧上下传导，为正常表现，继续按摩即可；④按摩后注意穴区的保暖，或使用热水袋热敷 2~3 分钟，稍作休息即可。

3 艾灸法

适应证：手脚冰冷症状明显，可选用艾条灸；如手脚覆被久仍不温、热敷后手脚旋即冰冷，则选用隔姜灸。

操作方法

（1）艾条灸：将艾条点着，右手持艾条距离穴位皮肤 3~5 厘米处固定悬灸，左手成掌置于穴位旁边感觉温度以调节艾条距离，以感觉温和为度。每次艾灸 15~20 分钟，以局部皮肤微微潮红即可。艾灸过程中会出现喜热、热感直透背部或热感扩散至前上腹部，均为正常现象；如能继续艾灸至上述灸感消失，艾灸效果更佳！

（2）隔姜灸：准备姜片，取适当大小的生姜切成直径 2~3 厘米、厚 3~4 毫米的类圆形，用牙签扎 5~9 个小孔，可助灸热下传。艾灸时须取俯卧位，暴露穴位皮肤（注意室内温度，避免着凉），将准备好的姜片平放于穴位上，上置大小适中的艾炷（艾炷底径不能超出姜片），点燃施灸。艾灸以感觉温热、舒适为度。如感觉灼热或刺痛，则将姜片稍提起片刻，然后重新放置于穴位上，如此反复至艾灸结束；或将姜片上下小幅度平移，以保持温热感持续、渗透。隔姜灸一般艾灸 3~5 壮 / 次（1 个艾炷为 1 壮）。

注意事项：①艾灸法应避免饥饿、劳累时操作；②每日艾灸 1~2 次为度，不宜过频；③如果穴位皮肤存在破损或感染，禁止艾灸；④艾灸时可在旁边放置一盛水器皿以放艾灰及熄灭艾条用，必须注意避免烫伤及用火安全；⑤如艾灸后出现口干舌燥、咽喉干痛等不适，可饮用适量温热的淡盐水；⑥孕妇及婴幼儿禁灸！

命门
三九寒天，恰是进补时

扫描二维码
观看视频

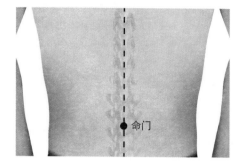

命门

冬至后为一年中最冷的三九天，民间素有冬补三九的说法。春、夏、秋、冬四季，对应着自然"生、长、收、藏"四种变化。冬天是收藏的季节，是自然中阴气渐盛、阳气潜藏积累的时候。而到了冬至，则为阴气最盛、阳气始生的时候。这时候人如果不注意御寒保暖，则易损阳气，让阳气生发之势受阻，容易出现感冒、畏寒怕冷等不适。因此，冬季三九天进补，应以养藏阳气为主，可选用命门！

穴名： 命，指生命、重要之意；门，为出入之处。本穴位为阳气出入及维系生命之处，故称命门。

穴性： 命门，属于督脉上的腧穴，刺激该穴位有固本培元、温阳补肾之效。传统医学认为"阴极而阳始至"，人体内潜藏的阳气在冬至时节开始升发。如果阳气不足，则不耐寒冬、升发受阻，使得人体功能活动减慢、抵抗力下降。命门为人生命维系之处，是人体阳气的根本。通过刺激命门可以补益阳气、激发身体功能，从而起到提升抵抗力的补益作用。

取穴法

在骨盆外侧摸到最高点，为髂嵴；髂嵴连线与身体后正中线的交点约平第 4 腰椎棘突。然后往上循摸至第 2 个明显的骨性凸起，为第 2 腰椎棘突。该棘突下即为命门。

操作方法

1 **按摩法** 适应证：容易感冒、畏寒怕冷。按摩法操作简单、方便，适合各类人群使用。

操作方法：点穴和按揉相结合。操作时患者取坐位，用拇指按于穴位上，其余四指微握拳，拇指微用力按揉，以有酸痛感为度。每次顺时针按揉 100～200 下，再用拇指点按穴位 3 个呼吸，如此重复上述按揉、点按 3 个循环，是为 1 次。最佳按摩时机是每日晨起半小时后或睡前 1 小时。

注意事项：①注意指甲不要过长，避免划伤皮肤；②按摩时力度要由轻到重，逐渐增加力度至有酸胀感为度，用力不及则穴位刺激量不足，用力骤然加重则易致疼痛；③如按摩时有酸胀感往腰骶部或臀部传导，均为正常表现，继续按摩即可；④按摩后饮用适量温开水，稍作休息即可。

2 艾灸法

适应证：畏寒怕冷、手足冰冷症状明显，且平素不耐生冷食物、容易腹泻和腹部皮肤冰凉的胃寒人群。冰冷症状较轻时可选用艾条灸；冰冷症状明显则选用隔姜灸。

操作方法

（1）艾条灸：将艾条点着，右手持艾条距离穴位皮肤3~5厘米处固定悬灸，左手成掌置于穴位旁边感觉温度以调节艾条距离，以感觉温和为度。每次艾灸15~20分钟，以局部皮肤微微潮红即可。艾灸过程中会出现喜热、热感直透腰背或热感扩散整个腹部，均为正常现象；如能继续艾灸至上述灸感消失，艾灸效果更佳！

（2）隔姜灸：准备姜片，取适当大小的生姜切成直径2~3厘米、厚3~4毫米的类圆形，用牙签扎5~9个小孔，可助灸热下传。艾灸时须取平卧位，暴露穴位皮肤（注意室内温度，避免着凉），将准备好的姜片平放于穴位上，上置大小适中的艾炷（艾炷底径不能超出姜片），点燃施灸。艾灸以感觉温热、舒适为度。如感觉灼热或刺痛，则将姜片稍提起片刻，然后重新放置于穴位上，如此反复至艾灸结束；或将姜片上下小幅度平移，以保持温热感持续、渗透。隔姜灸一般艾灸3~5壮/次（1个艾炷为1壮）。

注意事项：①艾灸法应避免饥饿、劳累时操作；②每日艾灸1~2次为度，不宜过频；③如果穴位皮肤存在破损或感染，禁止艾灸；④艾灸时可在旁边放置一盛水器皿以放艾灰及熄灭艾条用，必须注意避免烫伤及用火安全；⑤如艾灸后出现口干舌燥、咽喉干痛等不适，可饮用适量温热的淡盐水。

支沟
冬季进补应适宜，可用这个穴位防内火

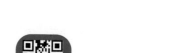

扫描二维码
观看视频

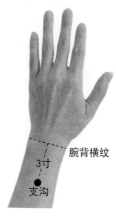

腕背横纹

3寸

支沟

支沟

　　民间多有冬天进补的说法，但是怎么进补才是合理的呢？中医学讲求阴阳平衡、补泻相宜。而且冬天进补的食材多为甘温之品，其热量相对较高，如果一味地进补，不注意疏导，则会导致内热渐生，出现口干咽痛、牙龈红肿、大便秘结等内火症状。因此，要进补适宜，需要防治内火，不妨来认识一下这个穴位！

　　穴名： 支，通枝，有枝叶展开、分布之义；《尔雅》中云："水注谷曰沟"，指水道、流通的道路。该穴位可如纵横交错的交通网络，协助体内物质能量在三焦中进行正常的输布，故

以其形而名。

穴性：支沟是手少阳三焦经的腧穴，刺激该穴位有清热泻火、通利三焦之效。中医学认为"阴平阳秘，精神乃治"，即阴阳相平、和谐，是养生的基本要求。而饮食偏于甘温，进补太过，则使得阳热内聚、偏盛，火热邪气内生，而表现出口干、咽痛等症状。因此，冬季进补之余，可用支沟以通利三焦、协助食材的吸收，且可清泄阳热，以防温热太过，可起到更好的养生效果！

取穴法

在手前臂外侧，腕背横纹上 3 寸，前臂的尺骨、桡骨之间取穴。

操作方法

1

针刺法 　适应证：口干咽痛、牙龈红肿、大便秘结等症状。

操作方法：行单手进针法。用 φ0.25mm×25mm 的毫针，右手拇指、示指持针柄，中指端固定穴位，拇指、示指关节屈伸，配合腕力，将针刺入穴位皮肤后，缓慢进针，针入 0.5～0.8 寸，以穴区有麻胀感或麻胀感向手指部传导为度。针刺后可留针 20～30 分钟。

注意事项：①针刺入皮肤后缓慢进针，如出现刺痛感时须退出针体少许；若仍有刺痛，则立刻出针，并用示指轻揉穴位至痛感缓解。②针刺完毕，出针时注意用干净棉签按压针孔，避免出血。③应避免饥饿、劳累及大汗出后针刺；幼儿不适宜针刺，可改按摩法。④针刺为医疗技术操作，应由专业医生执行。

2 按摩法

适应证：适合上述各种症状。按摩法操作简单、方便，适合各类人群使用。

操作方法：点穴和按揉相结合。操作时患者取坐位，将拇指指腹按于穴位，其余四指于前臂内侧固定，先拇指稍用力按揉、感觉酸胀为度，再顺时针按揉 100～200 下，放松拇指，如此重复上述先按后揉 2～3 轮，是为 1 次治疗。最佳按摩时机为饭后半小时，或睡前 1 小时。

注意事项：①注意指甲不要过长，避免划伤皮肤；②按摩时力度要由轻到重，逐渐增加力度至有酸胀感为度，用力不及则穴位刺激量不足，用力骤然加重则易致疼痛；③如按摩时有肠鸣、排气或酸胀感上传至小腿，均为正常表现，继续按摩即可；④按摩后饮用适量温开水，稍作休息即可。

06